頭がいい人は脳を「運動」で鍛えている

菅原洋平
Yohei Sugawara

ワニブックス

はじめに 運動すると本当に頭はよくなるのか？

できる人ほど、運動をしている――。

さまざまな業界の一流と呼ばれる人々が、筋トレやウォーキング、ストレッチなどの「運動をしている」という話をよく聞くようになりました。

運動は体を鍛えるためのものですが、運動によって頭はよくなるのでしょうか。

「文武両道」「健全な体に健全な精神が宿る」などと言われ、体づくりと頭のよさは関係しているような気もしますが、いまいちはっきりとわからない感じもします。

「運動をすれば頭がよくなるのか」という疑問に対して、これまでにいくつかの答えが出されています。

たとえば、筋肉を使うと脳幹網様体《のうかんもうようたい》に刺激が入力され、脳がしっかり目覚める。過激な練習で「つらいことに耐える精神」が鍛えられる。運動を通して人間関係、人との関わり方を学ぶことができる……。

しかし、これを聞いて「運動すると頭がよくなる」と納得できるかといえば、物足りない感じがします。科学や医学が発達してきているので、もう少し明確な根拠に迫りたいところです。

たとえば、複雑な手の動きをしたときの脳の働きをｆＭＲＩで画像化すると、手の動きの領域以外に、前頭葉《ぜんとうよう》の連合野や頭頂葉《とうちょうよう》の連合野に活動が見られます。

運動したことで頭がよくなったとは単純に言えませんが、運動が運動だけで完結しているわけではなく、他の機能の向上になんらかの役に立っていることはわかります。少し科学的な事実に近づいた感じがしてきたでしょう。

運動をすることによる脳の働きへの恩恵がわかれば、**運動するモチベーションも上がります**。運動好きな人だけでなく、**学力や仕事の成績を上げたい人も運動をすることを選択しようと思える**でしょう。

運動が人間にとって必要であることはなんとなくわかるので、「やってみよう」と背中をもう一押しする事実を本書ではご紹介しつつ、実践的な方法をお話ししています。

◉脳へのいい影響――３メッツのスローな運動でミトコンドリアが増える

運動をすることで、脳には次のようないい影響があります。

「脳のエネルギーを持続的に生み出す、脳細胞ミトコンドリアが増える」「自律神経が整い、心と体が健康になる」「認知機能が高まり、知的作業の能力が上がる」

したがって、**「思考力」「学習能力」「集中力」「記憶力」「モチベーション」「コミュニケーション力」……など多くの能力が高まる**のです。そして、心配事や不安で心が不安定になることも、極力防ぐことができるようになります。

さらに言えば、ミトコンドリアが増える運動をするということは、筋肉が増え、脂質が減るということなので、体も引き締まっていくのです。

つまり、「頭」も「体」もスマートになります。

脳にいい運動とは、決してきつい運動をすることではありません。基本的には、3メッツほどの弱い運動で十分です。

3メッツの運動強度とは、「歩く」「軽い筋トレをする」「掃除機をかける」といったハードルの低い運動です。

この程度の運動を、「休日+平日2日」で行なうだけで、脳の機能は驚くほど変わります。ただし、やり方にはちょっとしたコツがあります。

筋トレ、ウォーキング、オフィスワーク、ストレッチ……など、いつもの動作をちょっとだけ変えれば、よりよい影響を与えることができます。難しいことをするのではなく、いつもと同じ労力でもやり方のコツを知れば、大きな違いが生まれるのです。

たとえば、ストレッチをするにしても暗い部屋でする。筋トレをするにしても、ゆっくり力を弱めながら行なう、などのコツを知れば脳にはよりよい影響があります。

また、呼吸、睡眠、咀嚼《そしゃく》運動、目の動きも、脳にとっては運動です。これらは、いわゆるスポーツ的な運動をするよりも簡単にできるので、ぜひ知ってください。

後ほど詳しくお話ししますが、脳にいい運動を行なうときに気をつけることは3つ。「姿勢を正す」「ゆっくり動く」「〝ゆっくり〟と〝速い〟動きを繰り返す」です。

運動をするときは、すばやく動くことが大切だと思いがちですが、**スローな動作にこそ脳を鍛える秘訣《ひけつ》がある**のです。

本書では、脳を冴《さ》えさせ、体調もよくなる、「頭と体のコンディションを整える」運動のコツをご紹介しています。

●運動は「脳の出口」

少し触れましたが、運動とはスポーツに限りません。日常生活で登場する体の動きそのものが脳にとっては運動です。ですから、たとえあなたが運動嫌いであったとしても、これからお話しすることを悲観的に思う必要はありません。

私の職業は、作業療法士です。作業療法士は、リハビリテーションの専門職で、病気や事故によって自分の「やりたいこと」「やるべきこと」ができなくなってしまった人に対して、それらを再びできるように医学的にサポートします。

作業療法士が行なう、この「脳を治療する技術」は、あなたが日常生活でもっと脳の働きを向上させることにそのまま応用できます。

私たちリハビリテーションの専門職が脳を治療するとき、運動とは「脳の出口」と考えます。脳のリハビリテーションでは、脳の一部を損傷したことで失われた能力をとり戻すために、残された脳でその能力を代行します。脳を変えるときには、脳をひとつの箱のように考え、どの入口から入ってどのルートを通るかを考えるのです。

脳を変えるということは、神経のルートを変えるということ。ただし、どのルートを通っても出口はひとつです。その出口とは、運動。つまり、体の動きです。

患者さんが脳に損傷を受けてお箸《はし》を使えなくなったら、「残った脳の神経ルートを通って、損傷前とは違う脳の使い方でお箸を使えるようになればよい」と考えるのです。

出口から出た運動は、それで終わりではありません。その運動によって得られた感覚が脳に戻されて、自分が意図した運動との誤差を修正して、次の運動をつくります。つまり、**運動によって脳の中がつくり変えられていく仕組みがある**のです。

さらに、その運動が記憶されて、運動をする前から体がどのように動けばよいのかを予測して準備をする働きもあります。これで、脳はよりよい運動ができるように効率化されるのです。

脳が運動を命令し、運動が脳を変える。運動は、脳の働きとは切っても切れない関係なのです。

◉心や性格を変えなくても、運動で脳は変えられる

脳の働きを向上させようと思うと、自分の心や意識を変えなければならないと身構えてしまうかもしれません。クヨクヨ悩む性格を変える、仕事を先延ばしする性格を変える……。

しかし実は、脳の治療においては、クヨクヨ悩んだり、先延ばしする性格などはありません。それらは、脳の働きと実際の運動がうまく噛《か》み合っていないだけです。脳で思い描いたように運動できないギャップを、後付けで「性格」としているだけです。

心や性格を変えるのは、目に見えないことなのでなかなか難しそうですが、体の動きは実際に見ればわかります。

その動きを変えることならば、簡単にできそうな気がしませんか。

脳はひとつの内臓であり、その取り扱い方がわかれば自然にやる気が出てきます。

脳を変えようと頑張るのではなく、運動で脳が変わると知ってください。

原因を心理に求めず、まずはその手前にある生理的な解決をしてみましょう。

◉〝運動嫌い〟でもあきらめなくていい！

「私は生まれつき運動神経が悪いから……」。そんな言葉をよく聞きます。運動が話題になると、「自分には無理だ」とあきらめてしまう人もいるかもしれません。

では、運動能力のよし悪しは、生まれつきのもので、変えられないのでしょうか。

本書は**運動で脳の働きを高めることがテーマで、あなたに役立てていただくことを目指す**ので、この点を明らかにしておきましょう。

遺伝と運動能力の関係は、少しずつ明らかになってきています。この点を明らかにするには他の要素を除外するため、マニアックな運動能力に着目することになります。

遺伝子によってその能力の差が出る運動として、明確に示せるのは眼球運動です。「目の動きが運動？」とあまりピンとこない人もいるかもしれません。

目の動きについては本書の中で詳しく取り上げていますが、野球やサッカーなどのボールスポーツから、作業の器用さまでさまざまな場面で関係するのが目の動きです。

映画館など暗い所から外に出たときに、最初はまぶし過ぎてよく見えなくなるのを経験したことがあるはずです。明るい所から暗い所、暗い所から明るい所に移動したときは、目の筋肉がそれに適応する運動をします。

実は、この明暗の順応に関係する遺伝子があることが明らかになっています。明暗順応がスムーズな人と、そうではない人は生まれつきその性質が決まっているのです。そして、明暗の順応がうまくいかない人は、動く物を見る動体視力がうまくいかないということも明らかになっています。つまり、動体視力は生まれつきの才能だということになります。

では、映画館から外に出てしばらくまぶしく感じる人は、動体視力が要求される野球選手にはなれないのでしょうか。運動能力が遺伝によって決定されるならば、こんなことになってしまうのですが、遺伝子で決まっている動体視力の能力は、練習によって向上させられることも明らかになっています。

たとえば、両腕をまっすぐ目線の高さに伸ばして親指を立てて、左右に広げていきます。目で追えるギリギリの位置まで広げて、左・右・左・右と立てた左右の親指を交互に見ます。このトレーニングは、目の動きの向きを変える外眼筋《がいがんきん》を鍛えています。

野球のトレーニングなどで必要な動きを2カ月ほど継続すると、動体視力が高まるのです。

つまり、**生まれつきの苦手があっても、それは変えることができる。**これが科学的に証明されてきています。運動が苦手だからといって、あきらめなくていいのです。

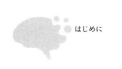

◉仕事、勉強、人間関係の質を変え、体も引き締まる「運動」のコツ

本書では、第1パート（1〜3章）で**脳の基本的な能力と運動**についてお話しします。「脳の神経の栄養を増やす」「エネルギー源のミトコンドリアを増やす」「脳の温度調節機能を高める」ことを目指します。

第2パート（4、5章）では、**「脳が自動的に体の機能を調整する、自律機能を高める」**ための方法をお話ししました。

そして第3パート（6〜8章）では、**「脳の働きである認知機能を高める」**具体策をお話ししました。知的作業をする能力が高まります。

これらを成し遂げるために使うのが「運動」です。

仕事、勉強の質が上がり、コミュニケーション力も高まります。そして、体のコンディションも整います。

運動で脳を変える、心を変える。これから一緒に始めていきましょう。

菅原洋平

頭がいい人は脳を「運動」で鍛えている　目次

Part 1

ミトコンドリアを増やす

第1章 脳は「運動」で鍛えるのが一番手っとり早い!

ミトコンドリアを増やす運動と習慣化のコツ

Contents

第2章
ミトコンドリアを増やして脳のエネルギー源を確保する
脳にいい「筋トレ」「ウォーキング」「咀嚼《そしゃく》運動」の技術

Contents

第3章 「温度管理の運動」が脳へのダメージを防ぎ、成長させる

有酸素運動と睡眠が「記憶力」「学習能力」を高め、体も引き締める

Part 2

自律機能を高める

第4章 自律神経を整える運動がハイパフォーマンスを実現させる

いつも好調な自分をつくる「ストレッチ」「姿勢のつくり方」

Contents

第5章

呼吸は脳と体のコンディションを整えるための重大な運動

仕事・勉強の成果を上げ、感情も整える〝3つの呼吸〟

Contents

Part 3 認知機能を高める

第6章
「アイデア」「集中」「コミュニケーション」は目の運動が決めている
知的作業を支える〝眼球運動〟とは？

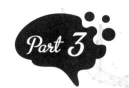

第7章
「競合の原理」を知れば〝行動力の高い自分〟をつくれる

Contents

〝心配事にとらわれない〟〝すぐやる〟ための秘策

Contents

第8章 「動作の記憶」で脳をバージョンアップする

適応力と応用力は社会人の「最強スキル」

Part 1 ミトコンドリアを増やす

第1章
脳は「運動」で鍛えるのが一番手っとり早い！

ミトコンドリアを増やす運動と習慣化のコツ

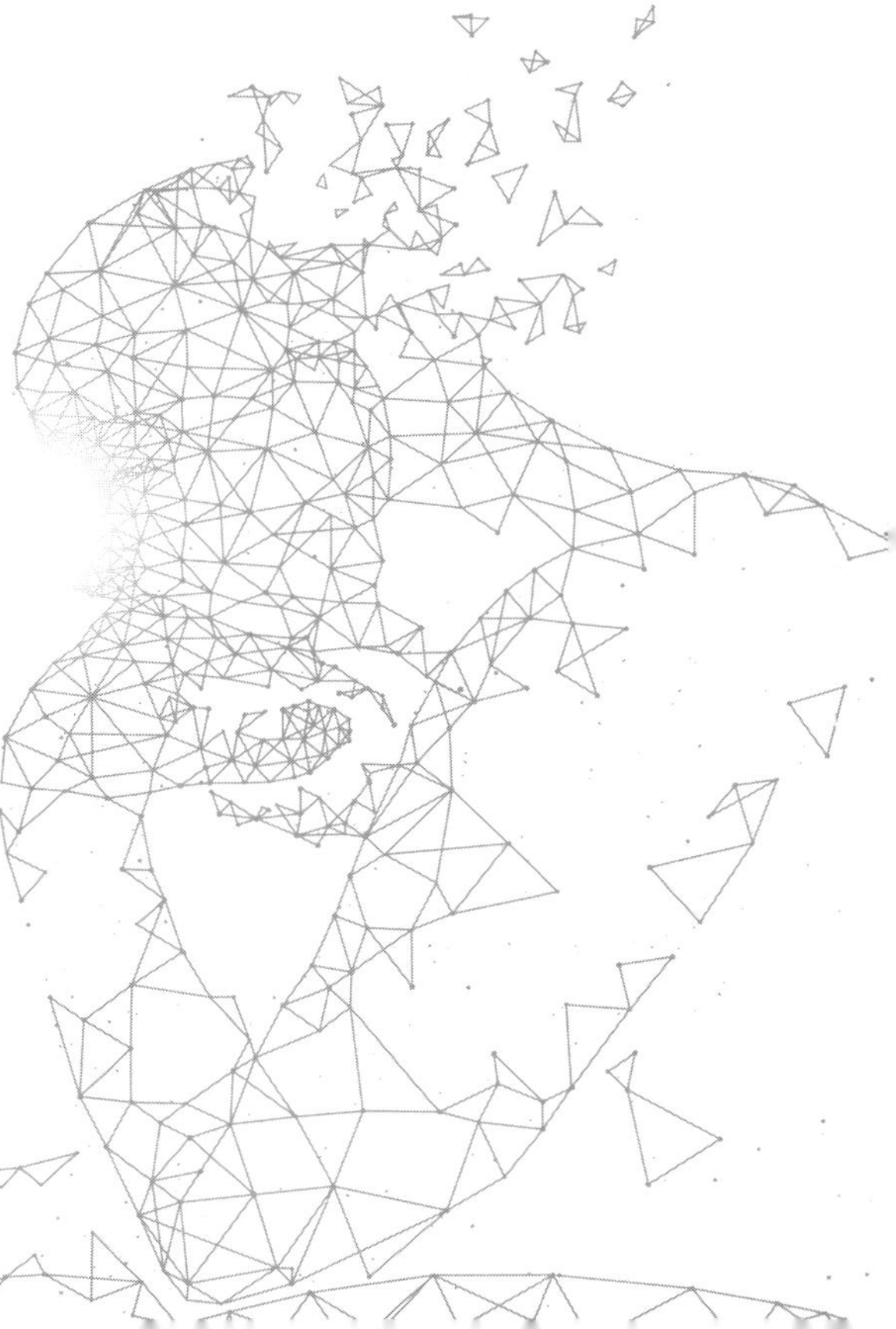

〝つやがあって幹が太い〟脳は運動でこそつくられる！

あなたの脳の中では、今日も新しい神経が生まれています。若く健康な神経は、お互いにつながる意欲にあふれ、お互いの持てる力を出し合い、脳を成長させています。そんな神経たちには、ぜひとも頑張ってもらいたいもの。この神経たちがもっと頑張れるように、何か栄養のある食べ物でも差し入れしたいところです。

「神経に若いとか、健康とかあるの？」と思われるかもしれません。

最近の脳画像技術では、神経の形がはっきりと映し出されます。健康な神経は、太く長い幹を持ち、たくさんの枝を伸ばしています。

それに対して、元気がない神経はひょろひょろっと細くて短い幹で、横から出る枝の数もわずかで、それも短いのです。

想像だけではなく、実際の神経を見てしまうと、何か肥料を与えてあげたくなります。そんな私たちの希望を叶えることができます。

実は、神経に肥料のような役割をするタンパク質があることが明らかになっています。その名は、「脳由来神経栄養因子（ＢＤＮＦ：brain derived neurotrophic factor）」。なんとも仰々しいこの名前は、１９８０年代後半になって脳内に多量に存在することが発見されて名づけられました。

ＢＤＮＦは、神経を成長させたり、存在を保護し、その神経が変化する「可塑性《かそせい》」を助けています。

記憶を司《つかさど》る海馬《かいば》という部位をはじめとした脳内の神経で産生されて、神経同士が情報伝達をするときのコード化や、伝達を受けた神経がスムーズに興奮できるようにサポートをしています。

つまり、**私たちの脳内の神経が健全に働くためにはなくてはならない栄養であり、私たちの日々の学習や行動を陰で支えている**のです。

このＢＤＮＦは、ストレスによって減ってしまいます。ストレスによって肥料が奪われると、神経の幹はやせて情報を伝達する意欲もなくしてしまうのです。

そんな神経を再びつやつやにし、元気に働いてもらうためにＢＤＮＦを増やすことができる方法があります。それが、運動です。

自分で〝自分の神経細胞〟を攻撃していないか？

ストレスで神経の栄養が減るなんて、「やっぱり私の元気のなさはストレスのせいだ」「あの上司が私の大事な神経くんの栄養を奪っているんだ」と思った人は、ちょっと待ってください。

「ストレス＝職場の人間関係」と紐《ひも》づけてしまうと、神経の栄養は増やすことができません。なぜなら、人間関係のように自分の外の環境に原因を求めてしまうと、たとえ職場を変えて別の人間関係の中で生活したとしても、またその中からストレスになる人間を探し出してしまうからです。

「自分でストレス上司を探し出している？　私のせいだって言うの？」と思わずに、ストレスの実態は何なのか、脳内で起こっていることを知りましょう。

脳にとってストレスとは、ずばり「感染」です。

こう言われると「どういうこと？」と感じるでしょう。脳は、体の外からウイルスが侵入するのを防ぐ働きを持っていて、このことを私たちは「免疫力」と呼んでいます。

ちょっとややこしいですが、その働き方をお話しします。

外部からウイルスが侵入すると、脳の視床下部《ししょうかぶ》というところから副腎皮質《ふくじんひしつ》ホルモンという放出ホルモンが出て、それを受けた下垂体《かすいたい》というところから副腎皮質刺激ホルモンが出て、それを受けた副腎皮質からコルチゾールという物質が出ます。

コルチゾールはサイトカインというタンパク質を介して、ウイルスをやっつけます。

こういった働きが免疫システムです。

私たちが「ストレス」と呼んでいる「精神的ストレス」は、この免疫システムの誤作動です。

予想外のことが起こると実際にウイルスが侵入したわけでもないのに、先ほどと同じような働きによりコルチゾールが出されます。

しかし、このような場合、コルチゾールがやっつける肝心の相手がいません。すると、充満したコルチゾールは、持て余してしまい自分の脳の神経細胞を攻撃します。

記憶力と学習能力を司《つかさど》る「海馬」が健康になる

最も攻撃対象になりやすいのが、海馬です。精神的ストレスによって、私たちの脳は自分の免疫システムで自分の海馬の神経を攻撃してしまうのです。ストレスな状況下にいると、自分で自分を攻撃してしまう。その結果、私たちの記憶や学習を司る海馬がやせてしまう。

実際に、うつ病の人の脳画像を見ると、やせた海馬が映ります。この海馬を太らせるために、神経に栄養をせっせと与えましょう。

まずやるべきことは、ストレスを受けた脳の取り扱い方を知ることです。

あなたは「今週はストレスがたまったな」と感じた週末、どんなふうに過ごしますか。週末は1日中家でごろごろしていたい。仕事の緊張感から解放されて好きなだけダラダラすると、禁欲を解除されたようでこの上ない喜びを味わえると思いがちです。

そう考えて、ごろごろして1日が終わった。翌日はまだ休み。朝目覚めて「もう1

日ごろごろできる」とほっとして、また休んでいると、徐々にごろごろできる期限が迫ってくる。夕方あたりになると「明日から仕事か」と憂《ゆう》うつな気分になり、月曜の朝には重い体を起こして会社に向かう。

こんな想像が頭をよぎりませんか。ストレスの対処法を聞かれて「週末ごろごろする」と想像するのは、誰に教えられたわけでもないのに、とても浸透しています。「そんなことをしたら余計にストレスがたまってしまう」と、反論する人はほとんどいないでしょう。

ですが、週末ごろごろでは、神経に栄養を与えることができません。

以前は医学的にもストレスにさらされた状況から回復するには、ゆっくり休むことが重要だと思われていました。うつ病と診断されると、休職してゆっくり休むことが治療だとされていました。

しかし、今ではその真逆で、**うつ状態の改善は体づくりから始めることがスタンダードな方法になっています**。なぜ、真逆の方法に変わったのかというと、休んでいても症状が改善しないからであり、その理由は、神経に栄養が届けられないからです。

やせた海馬を太らせるためには、運動で体をつくることが必要なのです。

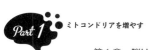

知れば知るほど〝脳の栄養〟は運動で増やしたくなる

神経の栄養であるＢＤＮＦの働きを、もう少し詳しく知っておきましょう。知れば知るほど、運動で脳の栄養を増やしていきたくなると思います。

運動トレーニング中に増加するＢＤＮＦの主な働きをリストアップしてみます。

- **神経可塑性《かそせい》（神経の成長）**：長期記憶が増える。神経同士で交わされる情報の伝達能力を向上させる。学習する能力を改善させる。
- **神経栄養伝達**：神経細胞の生存能力を促進させる。神経細胞が分化して増えていくことを促進させる。
- **神経保護作用**：虚血《きょけつ》状態になって損傷してしまうことを抑制する。神経の幹である軸索《じくさく》が損傷してしまうのを抑制する。

この中で特に注目したいのは、学習能力改善機能。

これが発見された研究を紹介します。この研究では、ラットを７日間自由に走らせたときの、海馬におけるＢＤＮＦのｍＲＮＡの発現を記録しました。

すると、走ったことにより、明らかに遺伝子が発現しました。その発現率は、運動しない群に比べて2倍にもなりました。

要は、**ＢＤＮＦの増加は運動の走行距離と依存関係にあり、走行距離が長いほど増加し、長期間定期的に運動をすることによって、ＢＤＮＦが増加していく可能性が示された**のです。

こんな研究もあります。ラットの子宮を摘出してホルモン上閉経を迎えた状況で、女性ホルモン（エストロゲン）投与と運動を組み合わせて行なうと、ＢＤＮＦが増加したのです。閉経後の女性では、ＢＤＮＦが減少することが知られています。

この研究が、人にどれだけ適応できるかは今後明らかになっていきますが、主に骨《こつ》粗鬆症《そしょうしょう》の予防が目的で投与される女性ホルモンは、運動療法と組み合わせることで、脳機能の維持や改善にも有効である可能性も期待できます。

また、脳機能と運動の関連では、うつに対して有効であるとされています。抗うつ剤を飲むことと運動を同時に行なうと、ＢＤＮＦが増加することも明らかになっているのです。抗うつ効果は薬剤よりむしろ運動のほうが大きいとも考えられています。

うつ病治療にみる運動量の大切さ

うつ病や認知症は、脳の機能が低下した状態です。

その治療では、先ほどお話ししたように、**休ませることより、むしろ運動すること****が重要**であることが現在の標準治療になりつつあります。

実際に、企業のメンタルヘルスの取り組みでは、うつ病により休職して抗うつ薬を飲んで自宅休養すると、なかなか現場に戻ることができません。

一方で、「働きながら治す」という考え方で、仕事量や出勤日は減らしつつも、会社に通う最低限の生活リズムと運動量を確保して、休日に運動や睡眠を強化するトレーニングを行なうことで、抗うつ薬の使用も一時的に限定することができ、現場に戻る率も上がります。

これらは、神経に栄養を与えるＢＤＮＦが増えたことが背景にあると考えられます。脳にとっては、休息ではなく、運動が栄養になると考えることが自然なのです。

「３メッツ程度のゆるい運動」が脳に栄養を届けてくれる

神経の栄養ＢＤＮＦは、運動で増やせる。

このような話を聞いて「私は運動が苦手だからダメだな」と思った人もご安心ください。この場合の運動とは、スポーツに限ったことではありません。運動によってＢＤＮＦが増加したことが明らかになった実験で使われたのは低強度運動です。

神経に栄養を与える運動を考えるときは、その強度・運動時間・頻度《ひんど》の組み合わせを考えます。

脳の働きを回復させることを目的とした運動療法の報告が多数されていますが、その条件から考えられる最適な組み合わせは、**「低強度の運動（３メッツ）を週３回30分程度」**です。

運動の強さを示す単位を、メッツ（ＭＥＴｓ）と言います。安静にしているとき（横になったり座って楽にしている状態）を１としたときと比較して、何倍のエネルギーを消費するかで活動の強度を示します。

日常で私たちがよく経験する活動の運動強度はこちらです。

3メッツ：歩く、軽い筋トレをする、掃除機をかける。

4メッツ：速歩きをする、自転車に乗る、子供と屋外で遊ぶ、洗車する。

6メッツ：軽いジョギング、室内でエクササイズ、階段の昇り降り。

8メッツ：長距離走を走る、クロールで泳ぐ、重い荷物を運搬する。

必要なのは3メッツ程度の運動なので、日常的に歩くことや家事をこなすことでも条件を満たしています。

反対に考えると、これら日常の生活で私たちの脳の栄養は保たれているのです。毎日の通勤や家事は、ずっと続くゴールがない運動なので、それだけですごく負担に感じてしまいますが、これらがなくなった生活をイメージしてみてください。

どこにも行かなくてもいいし、何もしなくてもいい。このような生活になると、私たちの脳内の神経は栄養がなくなってしまい、やせ細っていくのです。

ハードな運動をする必要はありません。毎日の生活すべてを「これで神経に栄養をあげているのだ」と思いながら取り組んでみましょう。

「脳に悪い習慣」も知っておけば万全！

毎日の生活を運動だと捉え直して、海馬を太らせてみましょう。そして、同時に考えたいのは、「毎日の生活で海馬をやせさせる習慣をやめる」ということです。

せっかく神経の栄養を増やすことができても、それを減らす習慣がつくられていては本末転倒です。

精神的ストレスとは、脳が自分の神経を攻撃してしまうことだとお話ししました。この攻撃をする役割を担うのがコルチゾールであり、多過ぎるコルチゾールで神経の栄養であるＢＤＮＦは減ってしまいます。

このコルチゾールは、質の悪い睡眠をとると増えてしまいます。

コルチゾールを余分に増やさないために、いい睡眠の形をつくっていきましょう。

質のいい睡眠を得るには、睡眠中に分泌されるホルモンが、たっぷりとタイミングよく分泌されることが条件になります。

睡眠中に分泌されるホルモンは、大まかに前半と後半に分かれます。ここで、簡単に睡眠の形について知っておきましょう。

私たちの睡眠は、「約90分を周期に、深くなって浅くなるサイクル」を繰り返します。睡眠時間が6時間の人は、4サイクル。7時間半の人は、5サイクルということです。約90分とお話ししたのは、90分とはただの平均値だからです。人によって80分周期の人もいれば、100分周期の人もいます。

また、同じ人でもその日の出来事によって周期の長さは異なります。

たとえば、知らないことを学習した日は、脳が処理しなければならない情報が多いので周期が長くなります。

嫌な出来事があった日は、脳はその記憶を定着させないように深い睡眠をつくらずに短い周期の睡眠をつくります。

このように、日々の出来事に合わせて睡眠は設計されていて、その平均値が90分だということです。

眠り始めて、約90分でぐっと深く眠って、浅い眠りになり、浅い眠りの後にはレム睡眠が出現します。

レム睡眠は、眼球が急激に動き、体の動きの記憶を脳内で反復したり、不要な記憶を消去する役割を持つ睡眠です。

これを繰り返しますが、深い睡眠が出現するのは最初の2サイクルまでです。その後の後半の眠りでは、浅い睡眠とレム睡眠のみが繰り返されます。

◉「ぐっすり」と「スッキリ」がいい睡眠の条件

前半に睡眠が深くなったときに分泌されるホルモンが、成長ホルモンです。そして、睡眠の後半に分泌されるのがコルチゾールです。

成長ホルモンは、眠りが深くなるほど分泌が増え、最初の約90分に最も分泌されて約3時間で分泌が終わります。

一方、コルチゾールは、血圧や血糖値を高めて脳を目覚めさせるのが役割で、起床する3時間前から分泌が増加し、起床1時間前から急激に増えて、コルチゾールの量がピークになると私たちは自然に目が覚めます。

このように、睡眠中のホルモンは、おおまかに前半に分泌されるのが成長ホルモンで、後半がコルチゾールという形になっています。

前半で「ぐっすり」眠り、後半で「スッキリ」起きる。この形が質のいい睡眠の条件です。

この意味では、コルチゾールは悪者ではありません。私たちの脳がスッキリ集中できるために役立っています。ただし、ムダに増え過ぎると、私たちの神経の栄養を奪ってしまうのです。

睡眠の形は、前半と後半のバランスが大切です。

前半の成長ホルモンの分泌が減ってしまうと、相対的に後半のコルチゾールが多い図式になります。

そこで、私たちが脳の栄養を減らさないためには、成長ホルモンを増やす睡眠をとることが大切なのです。

成長ホルモンを増やすカギは「運動で体温を上げること」

それでは、睡眠中の成長ホルモンを増やす方法はというと、これも運動です。

睡眠中の成長ホルモンの量には、深部体温がカギを握っています。

深部体温とは、内臓の温度です。普段、体温計で測るのが表面体温で、それに対してお尻の穴（直腸）からしか測れないのが深部体温です。私たちの体は、この表面体温と深部体温がバランスをとりながら体温の調節をしています。

たとえば、外が暑くなると私たちは汗をかきます。汗で体の熱を逃がして体温が上がり過ぎるのを防ぎます。反対に、外が寒くなると肌には鳥肌が立って体の熱を逃がさないようにします。

このように、体の外の温度に合わせて表面体温を変化させて体の内部の深部体温を一定に保っているのです。

そして、この深部体温自体が１日の中で上がったり下がったりします。

深部体温が最高になるのは、起床から11時間後（6時起床の場合は17時）で、最低になるのは起床から22時間後（6時起床の場合は朝方4時）です。

表面体温が常時外気温との調節をしていて、その基準となる深部体温が決まったリズムで変動しているのです。

この深部体温が、睡眠の質、つまり睡眠中の成長ホルモンの量に大きく関係します。睡眠中の成長ホルモンは、「深部体温が高いところから急激に下がる」その勾配《こうばい》が強いほどたくさん分泌されます。

たとえば、**深部体温が最高になる夕方17時ごろに運動をして体温が上がると、その分、夜間に向かって下がる波が急勾配になり成長ホルモンが増えます。**

逆に、深部体温が最高になる夕方の時間帯に、帰宅中の電車で居眠りしてしまったとします。眠ると深部体温は下がるので、深部体温の波が低くなり、夜眠る前には緩やかに下がるのみです。

すると、前半の睡眠が浅くなり成長ホルモンの分泌は減ってしまいます。こうなると、睡眠中のホルモンのバランスから後半のコルチゾールのほうが多くなり、神経の栄養を減らしてしまうのです。

絶対に守ること――この時間に眠ってはいけない

質のいい睡眠のために最もやってはいけないことは、夕方に眠ることです。

本来最高体温になるはずのこの時間帯は、なんとしても眠らないようにしなければなりません。

そうはいっても、夕方は結構眠くなることも多い時間帯だと思います。一仕事終えてソファに座るとうとうとしたり、帰宅中の電車や、休日に買い物から帰宅して座ったタイミングでうとうと眠ることもあるかもしれません。

そこで、夕方どうしても眠いときを我慢するのではなく、夕方に眠くならない体のリズムをつくることが大切です。

まずは、夕方に、寝れるときに寝ておこうと「努めて眠る」ことを避けてください。

帰宅中の電車や休日の夕方に眠ることが習慣化されていると、「この時間に眠ることで体力が回復して、夜にやるべきことができる」という考えがつくられてしまいます。

本来は、「夕方眠ることで深部体温の勾配が低くなり、夜になってもあまり強く眠くならないので起きていられる」ということの現象を、いいことだと思って続けている人が少なくありません。

これでは、いいと思って行動するほど神経の栄養を減らすことになります。望ましくない行動が習慣化されてしまっているので、この体のリズムを変えましょう。

「夕方体を動かして体温を上げて、夜に強い眠気がきて眠り、深い睡眠で成長ホルモンが増えて、朝方コルチゾールが適量になり、昼間の脳の神経に栄養が行き届く」

このように変えてみましょう。

最もリズムを変えやすい休日から、新しい習慣をつくるチャレンジをしてみましょう。

休日の夕方に眠くなってしまうことが予想されていたら、15時より前に30分以内の仮眠をしておきます。そして、夕方にわざと外に出たり体を動かす用事をつくります。

意図して眠ることは避けて、それができたら横にならない、できれば座らない、立っているよりは歩く、歩くよりは走ったりエクササイズをする、という具合にです。

とにかく体さえ動かせば体温は上がるのです。体の動きをレベル分けして、できる範囲で体温を上げられれば、それだけで夜の睡眠は深くなり成長ホルモンが増えます。

〝週1回の激しい運動〟よりも「休日＋平日2日のゆるい運動」に意味がある！

週のうち1日このリズムがつくられたら、その割合を増やしていきましょう。

ここでもＢＤＮＦを増やすための運動と同じく、1日だけ激しい運動をするよりも、ゆるい運動でも多くの日数を実行することが大切です。

ここで、脳と体のリズムである「生体リズム」を扱う上で大切なポイントをお話しします。

そのポイントとは、

「生体リズムは、過半数の日数つくられたリズムを〝基準〟と判断して、他のリズムはその基準に同調する仕組みがある」

ということです。

週末に1日でも夕方に眠らず体温を上げられたら、その日をできるだけ増やしていきます。

◉7分の1の失敗は気にしなくていい！

週末2日＋平日2日それができたら、週7日の過半数を超えるので、あなたの脳は夕方に体温が上がるリズムを「基準」にします。

こうなれば、夕方になれば自然に深部体温が上がるので、それほど眠くなりません。

もし眠ってしまったとしても、7日中1日（7分の1）の失敗の割合では、それがイレギュラーなリズムとして淘汰《とうた》されます。

つまり、悪い習慣として定着することはないのです。

反対に、週4日の壁を突破しなければ、頑張ったことは報われません。

1、2日のチャレンジで終わらないように、**忙しい週を避けて比較的負担が少ない週に過半数を押さえる作戦**で実行していきましょう。

「イライラする」「やる気が出ない」の原因はスヌーズ機能のせい!?

夕方の居眠りともうひとつ、神経の栄養を減らす大敵となる生活習慣があります。

それは、目覚まし時計のスヌーズ機能を使うことです。

スヌーズ機能では、数分刻みで目覚まし時計が鳴るように設定できるので、一度目覚ましを止めても、数分後にはもう一度アラームが鳴ります。二度寝防止に役立つと思われているので多くの人が使っています。

ところが、この一見よいことのように思う習慣によって、神経の栄養は減ってしまうのです。

なぜ、スヌーズ機能で目覚める習慣が神経の栄養を減らすことになるのでしょうか。

その答えは、コルチゾールの性質にあります。コルチゾールは、起床の3時間前から分泌が増えて、目覚めたときがピークになって、その後急激に分泌は低下します。

朝起きるということは、横たわった体を縦にするわけなので、ちょうど横にしたペットボトルを縦にするように中の水分（血液）は下にさがります。

これでは脳の血流が保たれないので、起き上がっても脳に充分血流が届くように3時間前から準備をしているのです。

起床すると、その役割を終えた**コルチゾールは急激に減るはずなのですが、このタイミングをずらすのがスヌーズ機能の目覚まし**です。

たとえば、6時に目覚ましをかけたとします。脳は夜中の3時から起床準備を始めます。

そして、6時にコルチゾールがピークになって目が覚めるのですが、まだ目覚めずに二度寝をするとします。

すると、いったんピークになったコルチゾールは低下していきます。低下している最中にスヌーズ目覚ましが鳴ります。

こうなると、コルチゾールは急分泌されて、なんとかあなたを起床させようと間に合わせをします。

このようにタイミングがずらされると、コルチゾールの量が多い状況がしばらく続き、最終的に起床した後にもコルチゾールが残ってしまいます。

この現象を私たちはよく知っています。「ブルーマンデー」です。

週末に寝だめをして、起床時間を遅らせるとコルチゾール分泌がスタートするタイミングも遅れます。

そして翌月曜日に早起きをすると、コルチゾールの準備が整っていないときに目覚ましが鳴るのでコルチゾールは急分泌されますが、起きられません。そして、5分後にスヌーズ機能でアラームが鳴ってコルチゾールは急分泌。

スヌーズを繰り返すと、目覚めた後もコルチゾールが残ります。すると、イライラしたり、やる気がなくなってしまうのです。

月曜日の朝が憂うつなのは、会社の人間関係とは関係なく、週末に起床時間が遅れたことと、スヌーズ機能で起床のタイミングがずらされたことが原因なのです。

自己覚醒法で脳のダメージを減らそう

私たちは「起きられないからスヌーズ機能を使う」と考えていますが、脳の立場からの言い分は「スヌーズを使っているから、タイミングがずらされてスッキリ起きられない」ということなのです。

実際、スヌーズ機能を使うほど目覚めが悪くなることが研究でも明らかになっています。

でも、「今までずっと6時に目覚ましをかけて6時30分までスヌーズで粘《ねば》って起床してきた」などという人は、いきなりスヌーズをやめることにかなり抵抗があることでしょう。

この問題を解決するには、驚くほど簡単な方法があります。それは、「眠る前に、◯時に起きる」と3回唱える自己覚醒法です。

実は、**コルチゾールの分泌は、言語によって影響を受けることが明らかになってい**

ます。

たとえば、「6時に起きる」と3回頭の中で唱えて眠ると、6時の1時間前の5時からコルチゾールが急激に増えるのです。

この自己覚醒法は、試しに不特定多数の人たちで実験をすると、6割くらいの人たちが「スッキリ目覚めた」と体験することが明らかになっています。

そして、2週間くらい継続していると、目覚ましより少し早い時間に目覚める日が出てきます。つまり、練習効果があるということです。

脳内のプログラムは、使うほど成熟していきます。いきなりスヌーズ機能を手放せないという人は、スヌーズをいきなりやめずに、あくまでも保障として使いましょう。

脳内のプログラムを優先して自己覚醒法を使っていれば、自然にスヌーズがなくてもコルチゾールがピークになり、スッキリ目覚められるようになります。

現代版「健全なる精神は、健全なる身体に宿る」

これまで医学的にも、身体的な病気と精神的な病気は分けて考えられてきました。

ところが、現実的にはこれを分けて考えると、多くの矛盾点が生まれてしまいます。

たとえば、糖尿病などの身体的な病気では、うつ状態になることが多くみられます。

そして、精神的な病気であるうつ状態は、運動によって改善することもみられます。

アスリートの例を考えてみても、体を使うスポーツで最終的に勝つために必要なのはメンタルをどれだけ整えられたかであり、メンタルを鍛えるためにその裏付けとなるフィジカルトレーニングをすることが重要です。

「健全なる精神は健全なる身体に宿る」

ローマの詩人ユベナリスの『風刺詩集』にある、

「大欲を抱かず、健康な身体に健全な精神が宿るように祈らなければならない」

の一部が訳され広まったこの言葉ですが、これほどまでに広まったのは、フィジカルとメンタルを切り離すことができないという実体験が、私たち人間には多いからだと思われます。

現代の私たちは、「神経の栄養であるＢＤＮＦの存在を介して、運動によって脳を鍛えよう」という意味に解釈しましょう。

毎日の通勤や家事、趣味活動での運動を、より意味のあるものとして取り組んでいくことが、脳を鍛えることにつながっていくのです。

それによって、仕事も勉強もコミュニケーションも充実していくのです。

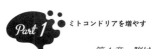

Part 1 ミトコンドリアを増やす

第2章

ミトコンドリアを増やして脳のエネルギー源を確保する

脳にいい「筋トレ」「ウォーキング」「咀《そ》嚼《しゃく》運動」の技術

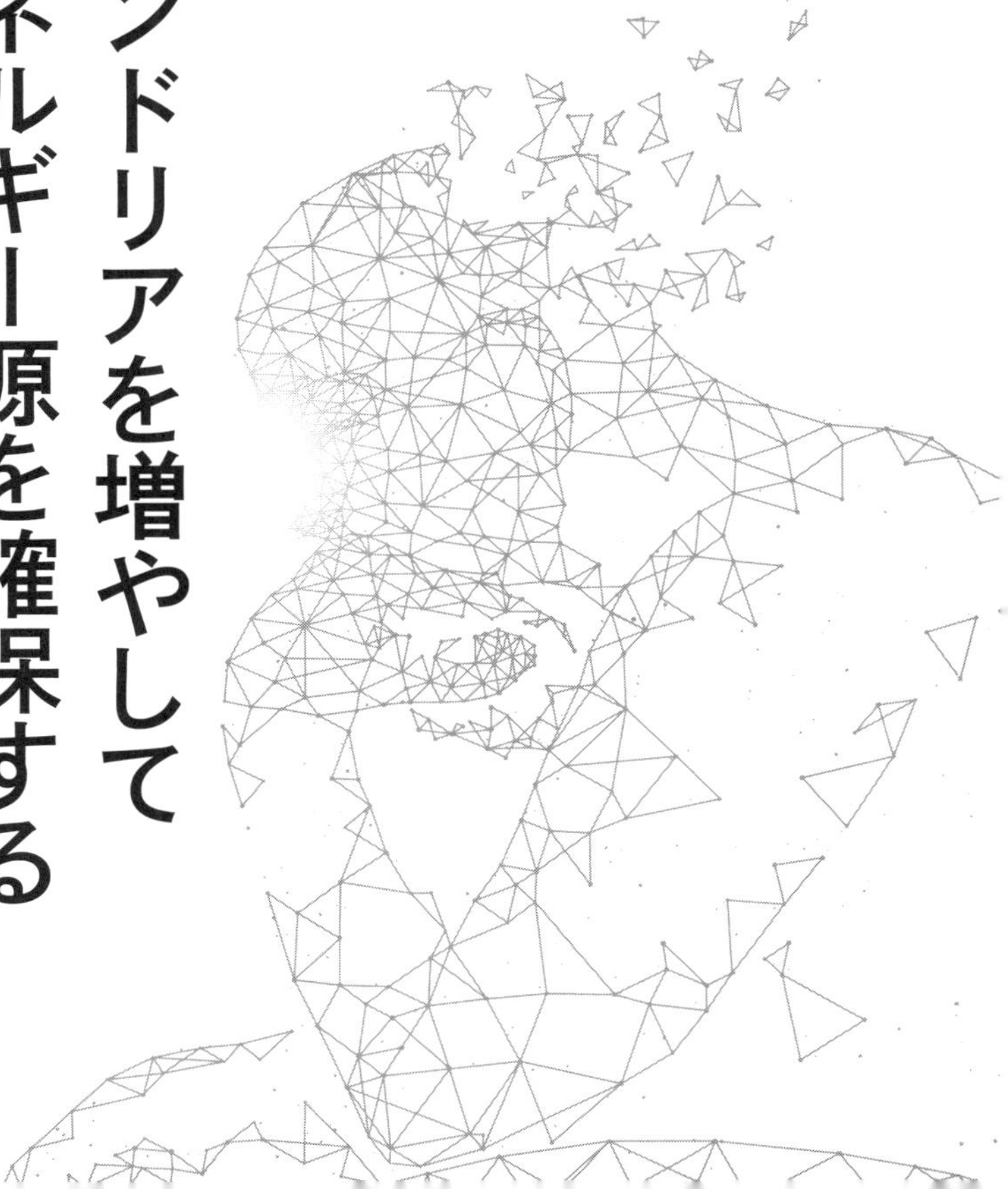

糖分をとっても脳は元気にならない!?

「今月はお菓子のラインナップを変えてみたの？」

「いつも同じだとあきちゃうし、気分を変えてみようと思って」

「じゃあ、新しいのを食べてみよう。脳のエネルギー源は糖分だけだって言うし」

大手金融機関で働くAさんは、部門の福利厚生担当。毎月、チームのメンバーでお金を出し合って、職場で食べられるお菓子を買いそろえています。

なぜ、そんなことをしているのかというと、「デスクワークで疲れたときに、もうひと頑張りできるように、脳のエネルギー源である糖分をとれるようにしよう」とチームのミーティングで決まったからです。

午後の時間帯に開けられる引き出しの中には、魅力的なお菓子のラインナップがストックされていて、Aさんのチームは今日も仕事を頑張っています。

これは、先日私が企業研修に出向いたときに遭遇《そうぐう》した一場面です。

「脳のエネルギー源は糖分だけ」。これは聞きなれた言葉だと思います。「疲れたらアメをなめればよい」「今日はいっぱい頭を使ったから、ごほうびにスイーツを食べよう」。こんな発想が浮かぶのも、糖分で脳のエネルギーを補給できるという知識があるからでしょう。

元気に働くためにお菓子が用意される。それを食べて、みんなが元気になるはずなのですが……。

実は、**この話が通用するのは20代まで**です。

脳は1日当たり120gのブドウ糖をエネルギーとして消費しています。

私たちは、なんらかの知的作業をしているときに脳を使っていると自覚します。しかし、知的作業をしていないときも、ただぼーっとしているときも、眠っているときも、脳は働き続けています。

120gの消費を1日で均等に割り振ってみると、血糖値はブドウ糖約5gなので、1時間で5gずつブドウ糖を消費していることになります。

これだけみると、やはり脳のエネルギー源は糖分だけだと思いますが、ブドウ糖がエネルギーに変わる過程をみると話は変わってきます。

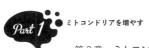

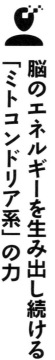

脳のエネルギーを生み出し続ける「ミトコンドリア系」の力

脳のエネルギーは、ＡＴＰ（アデノシン三リン酸）と言います。

そして、アデノシン三リン酸のつくられ方、つまりエネルギーのつくられ方は年齢によって変わるのです。

20歳代までは、解糖系という仕組みでエネルギーをつくります。解糖系は、糖分を燃やして瞬発的に大量のエネルギーをつくることができます。

20歳代までは、瞬発力に優れているので、集中して一気に仕事をして、限界になったら糖分をたくさんとってまた元気になる、ということが可能です。

多くの場合、Ａさんのように職場にお菓子をストックしておくという発想は、「学生時代に集中力の限界がきたとき、甘いものを食べたらまた集中できるようになった」という経験をした人や、その経験談を聞いたことから生まれています。

ところが、**人間は一生解糖系でエネルギーをつくり続ける仕組みにはなっていませ**

ん。30代に差しかかると、徐々に解糖系は使われなくなり、40代で切り替わります。

解糖系に替わって登場するのが、「ミトコンドリア系」です。

◉解糖系からミトコンドリア系へ

ミトコンドリアという名前は、生物の教科書で緑色の変なカプセルをちょっと見ただけという程度の知名度だと思います。

ミトコンドリアは細胞内にある小器官で、糖分や脂肪分、アミノ酸といった有機化合物を取り込み、最終的に水と二酸化炭素にまで分解します。この過程でエネルギーとなるＡＴＰが生み出されるのです。

私たちが食べた栄養分を、二酸化炭素と水に分解しながらエネルギーを生み出すなんて、なんだかとてもエコな器官です。

糖分をガンガン燃やして瞬発力をつくる解糖系に比べて、ミトコンドリア系は瞬時に大量にエネルギーを生み出すことができませんが、その代わりに優れているのが、持続性です。

ミトコンドリア系では、解糖系のように瞬時に燃え尽きることがないので、持続的

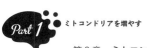

に長くエネルギーをつくり続けることができます。

これを私たちの生活に当てはめて振り返ってみれば、30歳代あたりから体の変化を感じることが多くなります。

よく言われるのが「徹夜ができなくなった」ということです。

20歳代までは、一気に集中して仕事をして、疲れ切ったところで死んだように眠ればすぐに復活していたはずです。

しかし、30～40歳代ではそんな働き方はできなくなる、という話はどこの企業に訪問してもよく耳にします。

または、仕事の疲れを回復させようと、家族で焼き肉を食べに行ったと考えてみてください。

空腹でぐったりしていた子供はお腹いっぱい食べたらすぐに元気になるのに、自分はというと、若いころのイメージでがっつり食べても、疲れているのは変わらないという経験があると思います。

マラソンや登山にチャレンジしてみると、張り切って飛ばしていたらすぐにばてててしまったのに、自分より高齢の人のほうが持久力があり、後からどんどん抜かれていったという経験もあるかもしれません。

これらは、私たち人間のエネルギーのつくられ方が40歳を境目に切り替わるということの表れです。

30歳代を過ぎて、「だるい」「やる気が起きない」「めんどくさい」と、なんだかよくわからないけれど気力がわかない場合は、まだあなたの頭の中には「脳のエネルギー源は糖分だけ」という考え方が巣くっています。

このままでは、あなたは元気になるために糖分をとり続けるでしょう。

解糖系が使われなくなったのにとり続けた糖分は、速やかに蓄えとしての中性脂肪に加工されます。

「脳のエネルギー源は糖分だけ」という考えを「脳のエネルギー源はミトコンドリアだけ」という考えに変えさえすれば、無理やり元気を出さなくてもあなたの脳はテキパキ働くことができるのです。

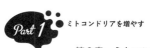

ミトコンドリアが増えると、筋肉が増え、脂質が減る！

ミトコンドリアは、酸素を利用してATPを再合成する細胞器官です。

私たちが生きていること自体が、ミトコンドリアによってATPがつくられているということです。

そして、運動は酸素を摂取して、より多くのATP産生を続けながら行なわれます。

したがって、運動しているときは、ミトコンドリアがより活発に働き続けているということになります。

特に、持久力を要求される運動の場合は、それに適応するためにミトコンドリアが増えます。

細胞全体では、ミトコンドリア内の酸化反応を司る酵素タンパクが増えるということです。

つまり、**持久力を使う運動をすれば、ミトコンドリアタンパク質がたくさんつくら**

れます。

持久力を使うと筋肉のミトコンドリアが増え、毛細血管が増えてミオグロビンが増える。これにより、筋肉も増える。

筋肉全体の酸化反応が向上するので、最大酸素摂取量が向上し、より高い強度の運動を長く行なうことができるようになります。

また、筋肉の酸化反応が高まるということは、脂質の利用が高まることでもあります。

そうなれば、同じ運動をしていても脂質が利用できるようになります。

これによって、長時間運動をするときに糖を保存して脂質をうまく利用することができます。

脂肪が減り、体は疲れにくくなりますし、マラソンなどにチャレンジしている人は記録が上がります。

30～40代の脳と体にとって、運動はいいことずくめなのです。

脳トレよりも運動をしよう

30歳代に差しかかったら自分のやる気に必要なのは、糖分ではなくミトコンドリア。このミトコンドリアを増やせば増やすほど、脳のエネルギーは増えます。

ミトコンドリアについて知るには、関係する病気を知ることが役立ちます。ミトコンドリアの機能が障害される、ミトコンドリア病という難病があります。この病気では、脳や内臓に症状が出ます。

ミトコンドリアは、すべての細胞に存在しますが、ミトコンドリア病によって症状が表れやすいのが神経、筋、心臓です。これらは、エネルギーを多く必要とするため、症状が表れると考えられています。

神経のかたまりである脳は、ミトコンドリアがつくるエネルギーをたくさん使用します。

脳は、全体の約20％のエネルギーを消費しています。

そして、そのエネルギーの製造は糖分からミトコンドリアに委《ゆだ》ねられます。**ミトコンドリアを増やさないと、脳は元気に働くことができなくなってしまう**のです。

そこで、黙っていてもエネルギーを消費し続ける脳を元気に働かせるために、エネルギーをつくり出すミトコンドリアを増やしていきましょう。

では、ミトコンドリアは、どうやって増やせばよいのでしょうか。

脳をトレーニングしようと考えると、脳トレゲームのようなことをイメージしてしまいますが、今のところ、脳トレゲームでミトコンドリアが増えるということは明らかになっていません。

私たちがもっとわかりやすく、確実に取り組めるミトコンドリア製造方法は、やはり運動なのです。

いくつになっても〝脳をつくり直せる〟パワーリハビリの技

脳の神経細胞が少なくなってしまう認知症を防ぐ方法は、私たちが自分の脳を元気に働かせることに応用できます。認知症予防に「パワーリハビリテーション」という方法が用いられることがあります。

認知症予防では、テキストを使った認知トレーニング、適切な仮眠、リコピンやDHAのサプリメント摂取などの方法が効果があることが確認されています。

その中でも、単独で効果が立証されているのが、運動です。

そして、**運動を使って身体機能だけでなく認知機能も高めるのが、パワーリハビリテーション**です。

ちなみに、認知症はいったい何歳くらいから始まっていると思いますか？　認知症の人のご子息の脳の変化を研究することで、認知症が始まる年齢を調べるキャリア研究では、35歳くらいから脳の細胞が少なくなり始めることが明らかになっています。

35歳からだと聞いて、あなたはどんな感想を持ちますか？「そんなに早くから始まるの！」と驚かれるかもしれません。しかし、あわてなくても大丈夫です。

脳の細胞、特に認知症によって大きなダメージを受ける記憶を司る海馬の細胞は、高齢になっても増やすことができることが明らかになっています。そして脳には、40歳代を越えても、脳がつくり替えられる「可塑性」があることも明らかになっています。

先ほどの話から整理してみると、30歳代から40歳代を境に解糖系からミトコンドリア系にエネルギーの製造方法が替わるわけですから、それを無視して糖分を燃やす解糖系を使い続けていたら脳の細胞が減り始めるのもうなずけます。

脳の細胞が減り始めるということは、エネルギーの製造方法を切り替えていく時期がきたのだということです。ですから、焦らずにミトコンドリアを増やしていく生活スタイルをつくることができればいいわけです。

パワーリハビリテーションとして、高齢の人がマシントレーニングをしたら認知症が予防できる理由は、筋トレによってミトコンドリアが増えて、脳が使えるエネルギーが増えるからです。

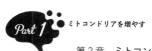

筋トレの効果を最大限にするコツ——ゆっくり弱める「遠心性収縮」

では、「40歳からは筋トレだ！」と、ただやみくもに筋トレをすればミトコンドリアが増えるか、というとそうではありません。

筋肉の仕組みを知ると、より効果的にミトコンドリアを増やすことができます。

私たち人間の体には、２つの種類の筋肉が配置されています。白っぽい筋肉と赤っぽい筋肉です。

白っぽい筋肉である白筋《はっきん》は、瞬発力に優れている代わりに持続的には活動できないので別名速筋《そっきん》と呼ばれます。

魚をイメージするとわかりやすいでしょう。魚の白身は白筋です。たとえば、ヒラメは、海の底でじーっと動かずにいるかと思うとシュッと素早く動き、またじーっと止まっています。瞬発的な動きのみ可能な、白筋のかたまりだからです。

それに対して、赤っぽい筋肉である赤筋《せっきん》は、白筋のように瞬発力は発揮できない代

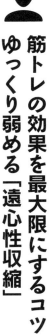

わりに持続力に優れています。

ゆっくりと持続的に動き続けることができるので、別名で遅筋《ちきん》とも言います。こちらはマグロのような、赤身の魚をイメージしてみましょう。ゆっくりと泳ぎ続けることができるのは、赤筋の特徴です。

私たちの体は、大まかに白筋が体の外側に配置されていて、赤筋は体の中心に配置されています。そして、ミトコンドリアはどこにいるかというと、赤筋にいます。

ミトコンドリアが多い筋肉は、酸素と結合して貯《たくわ》えることができるヘムを色素として持つミオグロビンが大量に存在するため赤っぽく見えるのです。

ということは、ミトコンドリアを増やすには、体の中心に配置されている赤筋（遅筋）を増やす筋トレをすればよいわけです。

激しく動くよりも姿勢を維持する運動。

速い運動よりも、ゆっくりな運動です。

◉筋トレはこうしてみよう！

筋トレを行なうときには、その効果を最大にするためにちょっとしたコツがありま

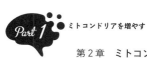

す。筋肉の「遠心性収縮《えんしんせいしゅうしゅく》」を使う方法です。

たとえば、仰向《あおむ》けになって膝《ひざ》を90度に曲げて腕を使わずにお尻を上げるヒップリフトエクササイズをするとします。お尻を上げるときに負荷がかかるので、頑張って上げたらドスンッとお尻を下げてしまいがちですが、このやり方を変えてみましょう。筋トレは、お尻を持ち上げるよりも降ろすときのほうが本番です。頑張ってお尻を上げたら、力を調整しながらゆっくりとお尻を降ろしてみましょう。

筋肉の収縮には、2種類あります。肘《ひじ》を曲げて鉄アレイを持ち上げる動きを例にすると、肘を曲げるときの動きは求心性収縮と言い、肘を伸ばすときは遠心性収縮と言います。求心性収縮は、単に筋肉を収縮させればよいだけですが、遠心性収縮では、筋肉の活動を維持しながら徐々に力を弱めていくことが必要です。筋肉の伸び縮み能力を高めるには、この遠心性収縮が重要です。

ベンチプレスでも腹筋でもスクワットでも、**持ち上げる動きのときだけでなく、ゆっくり降ろす動きを意識して行なえば、同じ筋トレでも効果は飛躍的に高まります。**

「速い動きが優れている」というのは幻想

運動に関するイメージでは、動きが速い人は優秀で、動きが遅い人は動きが速い人より劣っている、という考えをいだきがちです。

なぜ、そう思うのでしょうか。陸上競技で足の速い選手が勝つからでしょうか。または、小学生のころから素早く動くと褒められ、のんびり動いていると「もっとテキパキ動くように」と指導されたからでしょうか。

事の発端は定かではありませんが、多くの人が、速いほど優秀という判断基準を持っています。ですが、これもまた脳の仕組みには合わない考えです。

速い動きとは、解糖系による瞬発的なエネルギーのことを指しています。速い動きが優秀という考えがあると、日常生活の些細《ささい》なことをなんでも速くやろうとします。早食い、早歩き、テレビのチャンネルをすぐに変える、すぐに終える歯磨き……。

しかし、20代でなければ、速く動いても解糖系は使われないので、エネルギーがまかなわれずにただ慢性的に疲れてしまいます。

問題は速く動くこと自体より、それが優秀であるというイメージが刷り込まれていることです。そこで、脳のエネルギーを有効に活用するために、「速い＝優秀」という考え方を捨ててみましょう。

ところが、いくら捨てようと思ってもぬぐい切れないのが先入観というものです。そこで、「速い＝優秀」が通用しないことに注目してみましょう。

速く動くことで痛い目をみる代表例が登山です。速く行動する。一気に課題を片づける。そんな考え方が命取りになります。

30歳代から40歳代に差しかかると、登山を趣味にする人が多いのは、登山というアクティビティを通して、自分の脳と体の乗りこなし方を変えなければならないことを体感できるからだと考えられます。

瞬発的ではなく、持続的にエネルギーを使うアクティビティは、年齢を重ねた人のほうが優れた結果になることが多いのです。

「年をとったから瞬発力が効かなくなった」とクヨクヨ考えるのではなく、**エネルギーの製造方法に合った運動に替えていく大人の選択**が求められています。

ミトコンドリアを効率的に増やす3つの運動原則

効率よくミトコンドリアを増やすには、ミトコンドリアが増えやすい条件に従うのが最も簡単で確実です。ミトコンドリアが増える条件は、次の３つです。

①姿勢を正す
②ゆっくり動く
③ゆっくりと速い動きを繰り返す

重要なので、詳しくご説明していきましょう。

◉条件① 姿勢を正す

ミトコンドリアが多い赤筋は、体の中心部に配置されているとお話ししました。

一番わかりやすいのは、骨盤の中です。

たとえば、座っているときに姿勢が悪いと、あごが上がり、胸よりも肩のほうが前に出て、ずっこけたように腰の下あたりで座り、足の小指側だけが地面に着いている。こんな姿勢です。

試しにやってみると、いかにも悪い姿勢という感じがするだけでなく、頭がぼーっとして集中できないような感じもするでしょう。また、足を組んでも体はのけぞるようになり姿勢が悪くなります。

そこで、肛門《こうもん》をぐっとしめてみましょう。肛門をしめると骨盤内の筋肉に力が入ります。

すると、自然に姿勢がよくなるのがわかるはずです。肛門をぐっとしめた状態で足を組むことはできません。

また、骨盤が起き上がるのでずっこけた感じで座ることもできません。後は両足を地面に着けるだけです。これだけでいい姿勢はつくられます。

姿勢を正そうとすると、胸をそって肩に力が入るような動きをしてしまいがちなので、肛門をしめるということを意識的にやってみてください。これは座っていても立っていても同じです。

普段の姿勢から肛門をしめることを実行していると、それ自体が赤筋の筋トレでありミトコンドリアを増やすことにもなります。

振り返ってみると、元気で活躍されている高齢の人は姿勢がいい人が多いような気がしませんか？　肛門をしめることは、特に何をしているわけではないのに脳のエネルギーを増やすことができるとってもお得な方法です。

肛門をしめるといっても、ずっと力を入れ続けていなくても大丈夫です。

電車で立っているときやデスクワーク中に、ちょっと気がついたら５秒ほど力を入れて力を抜く。

そんなことを繰り返すだけで自然に姿勢はよくなるので、いつでもどこでもできる効率的な筋トレだと思って試してみてください。

ちなみに姿勢を悪くしたときに、頭が冴《さ》えない感じがあると思います。

筋肉は熱を産生する器官なのですが、骨盤内の筋肉が活動しないと内臓の温度である深部体温が下がります。

脳も内臓であり、温度が下がると働きは低下します。ずっこけた感じの座り方を仙

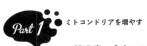

骨座りと言いますが、実は車の運転事故で多いのはドライバーがこの仙骨座りをしているときです。

長距離トラックのドライバーの人々に事故防止の研修をするときにも、仙骨座りで運転して脳の働きを低下させるのを避け、肛門をしめて骨盤内の筋肉の活動を下げさせないようにすることを実行してもらいます。

あなたも、デスクワーク中にいまいち仕事がはかどらないと思ったら、そのときには仙骨座りや足を組んでいることが多いはずです。

骨盤内に力を入れれば、脳の温度は上がりますので、やる気が起きないことを鼓舞するよりは、はるかに簡単に脳の働きを回復させることができます。

◉条件②　ゆっくり動く

私たちは、毎日の行動をいちいち考えて行なってはいません。

速い動作になっていれば、どれだけ時間に余裕があっても、その行動を素早く行ないます。その代表例が食事です。

食事のときに「自分がどんな動きをしているのか」ということは思い出せないと思

います。実は食事は、私たちの脳のエネルギーを増やす重要な行為なのです。

ここで食事を重要視するのは、栄養を摂取するからではありません。

注目すべきは、食事中の体の動き、噛《か》む動作です。

なぜ、食事という動作が重要なのでしょうか。まず、噛む動作を担うあごの筋肉には赤筋が多く配置されています。瞬発力よりは噛み続ける持続力が必要だからです。

また、食事自体がエネルギーを消費する運動であり、その運動によって筋力トレーニングができます。

人間が1日に消費するエネルギーの7割は基礎代謝です。心臓を動かしたり、呼吸をするなど生きているだけでエネルギーを消費します。

仕事やプライベートで活動して消費するエネルギーは2割。残り1割は食事中の動作で消費されています。

私たちが活動することで消費するエネルギーが2割なので、食事の動作が占める割合はかなり大きいとわかるでしょう。

食事はすべての人が毎日必ず行なうことなので、これをトレーニングに位置づけてしまえば一石二鳥です。

食事中によく噛みなさいと言われたことがあると思いますが、実行しようとしてもなかなか継続しなかったのではないでしょうか。噛むことのように自動化されている動作を意図的に変えるのはとても難しいことだからです。

そこで試してみていただきたいのが、食事中に箸《はし》を置くことです。箸を置くことを実際に意識してみると、特にコンビニのお弁当などを食べているときには、一度も箸を置かずに食事を終えることもあると気づきます。

噛んでいるときには箸で別の食べ物を用意し、また口に運ぶ。このペースで食事をするから、噛む回数が減るのです。

試しに箸を置いてみると、自然に噛む回数が増えます。急いで食べることが習慣になってしまっていたことに気づく人もいるでしょう。

その噛んでいる時間は、赤筋の筋トレに当たります。筋トレのチャンスは1日3回あり、どんなに短くても1回の食事で10分以上はあるので、これを有効活用しましょう。

〝5分に1回早歩き〟を繰り返すと能力が上がる!?

脳のエネルギー源が替わることを、自動車にたとえて考えてみましょう。

運転補助システムが付いている自動車に乗ると、その都度燃費が表示される機能があります。急ブレーキ、急発進をすると燃費が下がり、燃費が下がったグラフを見るとがっかりするものです。

今度はできるだけ燃費を抑えて最高記録を出したいと思って運転をしていると、知らず知らずのうちに運転が上手になっていることがあります。

ゆっくり動くとは言っても、なにものんびりしましょうという話ではありません。

毎日忙しくしていたら、のんびりしている暇などありません。

ゆっくり動くとは、低燃費を目指しましょうということです。あなたの脳の運転の仕方が、急発進、急ブレーキだとしたら、そのやり方が通用するのは20代までです。

それ以降は、**作業のスピードや展開の速さより、低燃費こそが能力の高さだと位置**

づけてください。

◉条件③　ゆっくりと速い動きを繰り返す

脳のモデルチェンジ後は低燃費こそが最強になるのですが、ずっとゆっくり走っていてもミトコンドリアは増えません。

ミトコンドリアを増やすには、適度な負荷とゆっくりの動作が繰り返されるインターバルトレーニングが最適です。ゆったり歩きながら〝5分に1回1分〟ほど、ちょっときつめに早歩きする。

たとえば、**ウォーキングでは、ちょっとゆったり歩くのと、きつめに歩くのを5分ごとに繰り返すという方法が用いられることがあります。**急に速く走ったり、ゆっくり歩くのではなく、あらかじめ決めた間隔で運動を切り替えることがミトコンドリアを増やすのに有効なのです。これを私たちの日常生活に当てはめて考えてみましょう。

急発進が必要になるのは、想定外の仕事であり、急ブレーキが必要になるのは遅い帰宅後の短時間睡眠です。この2つをうまく避けることが、上手にモデルチェンジできるかどうかのカギになります。まずは、想定外の仕事を避けることです。

脳の負担を減らすインターバル仕事術

どんな仕事でも大抵は相手あってのものなので、自分のスケジュールをうまく立てていても、相手の仕事が早まったり遅れたりすることでスケジュールは乱されます。

そこで、**想定外の仕事を避けることで、自然にインターバルトレーニングのようなペースで仕事をすることができます。**

作業に乱れを生じさせる、最も身近な存在がメールです。

作業中にメールが来ると、返信のためにアクセルを踏み込んで作業する。そしてメールを送信したら急ブレーキを踏んで元の作業に戻る。

これは、バリバリ仕事をしているように感じますが、脳内では負担がかかっています。

企業ではこのメール返信で作業が中断することが、残業が増える大きな原因のひとつであることが多いものです。

そこで、私が企業研修をするときには、参加者にメールに返答する時間を決めてもらいます。

メールは常に来ているように感じますが、実はメールが来ない時間帯が確実にあります。

あなたのメールサーバーでメールを受信した時間を見てみてください。大抵の場合は、朝の9時30分より前と正午から午後の16時まではメールの受信が少ないはずです。ということは、メールに返信する時間は、9時30分~12時までで1回と、16時~終業までで1回の計2回で足りることがわかります。

また曜日によるばらつきもあります。月曜日の午前はメールが少なく、金曜日の夕方が最も多い。このような傾向がわかったら、あらかじめメールに対応する時間帯を決めてしまい、その時間帯に集中して回答をしていけばいいのです。メールを見るのを制限すると不安に感じる人も多いでしょう。しかし、実際に導入してみるとこんな感想が聞かれます。「本当に重要なことは電話がかかってくるから、そんなにメールを見ていなくてもよかった」と。

あえて時間を制限することで、メールへの回答は不測の事態ではなくなり、準備してアクセルを踏むので急発進を避けることができます。

「今日はこのパターン」と決めて、集中できない自分につき合わない

ただ淡々と仕事をこなすなら、予定通り過ごせるけれど、やりたいことにチャレンジする時間を捻出《ねんしゅつ》することも必要です。忙しい中でも自分の時間を確保したり、仕事＋アルファの雑務や自己研鑽《けんさん》に費やせる時間をつくろうとするのはなかなか大変です。

「またできなかった」「いい加減やらなくちゃ」ということが頭をよぎるときには、脳の中ではやるかやらないかの選択にエネルギーが費やされています。

気分が乗るのを待っていると、いつまでたってもできない。気分が乗ってから取り組むと、時間がなくて急発進になってしまう。

また、夜に気分が乗るからと、夜中に作業をする習慣がつくと、慢性的に睡眠不足になってしまいます。

そこで、やるかやらないかの判断に使われるエネルギーを節約し、効率よく作業時間を確保する方法を使ってみましょう。

それは、自分のスケジュールをパターン化することです。

脳の特徴は、とにかくパターン化することです。**それがいい行為でも悪い行為でも、実行した記憶をもとにパターン化して新しい行動を企画するエネルギーを節約しようとします。**脳はもともと低燃費で働こうとしているのです。ですが、脳にパターン化を任せっきりにしているとうまくいかなくなります。

勝手に悪いパターンがつくられてしまうと、私たちは望まない時間を過ごしてしまうことになります。

脳がパターン化をしてくるならば、私たちもスケジュールのパターンをつくることを考えましょう。

たとえば、休日の朝に偶然早く目が覚めて頭がスッキリしていたという日があったら、その日は目覚めてすぐ勉強をしてみる。

集中して勉強ができたら、「今日はうまくいったな」と満足して終わりにするのではなく、これをAパターンとして認識しておきます。

次の休日には早く起きることができず、夕食後に自分の時間ができたら0時まで勉強してみる。これをBパターンにする。

締め切りや試験日が迫っているときには、夜中の2時が作業終了と決めて2時まで頑張る。これをCパターンにする。

何もせずに22時ごろに眠ってしまうのをDパターンとする。

こういった具合にあらかじめ複数のパターンを用意しておくと、

「今日はこのパターン」

とあっさり決めて、やるやらないで迷うエネルギーを節約できます。

朝起きて机に向かったけどいまいち気分が乗らない。そんなときには、粘らずにAからBにパターンを変更してさっと机から離れましょう。

パターンをつくってスケジュールを管理すると、集中できない自分とつき合わなくてもいいですし、慢性的な睡眠不足も防げます。

想定外の急発進を避けて、やりたいことにエネルギーを集約できるように、客観的に脳の働きを管理してみましょう。

「脳の冷却システム」を機能させるには〝メリハリ〟が必要

「限界まで作業をして、すぐに眠らないといけない」という急ブレーキを踏まなければいけないといった場合にも対策を立てておきましょう。

ギンギンに集中していたところから意識を失うように眠ると、仕事のことをぐるぐる考えながら眠っている感じや、翌日になっても脳や体が回復していない質の悪い睡眠になってしまいます。

脳には、もともと冷却システムが備わっています。深く眠っている間は体温、特に脳の温度である脳温が低下します。

これは、睡眠中には体を動かしていないから代謝が低く、体温が下がっていると考えがちですが実は違います。

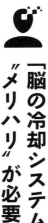

脳は、自身の熱を放散して積極的に脳温を低下させているのです。

私たちが運動して脳温が上がると、上がった分だけ急激に脳温が下がり、夜には深い睡眠が増えます。

逆に、運動中に風を送って体温上昇が起こらないようにする実験では、運動後に深い睡眠が得られなくなっています。

脳の冷却システムは、しっかり活動して温度を上げて積極的に温度を下げるメリハリをつくってはじめて機能するのです。

さらに、脳のエネルギー消費量は、目覚めているときでも眠っているときでも同じだということが知られています。

睡眠中には休んでいるのではなく、昼間摂取した糖分や脂肪分を代謝したり、神経の修復や不要な記憶の削除などにエネルギーを使っているのです。

つまり、睡眠は単なる休息ではありません。積極的な活動なのです。

ギンギンに集中していきなり眠ろうとすると、この積極的な睡眠の機能を邪魔してしまいます。

脳を目覚めさせる役割を担うノルアドレナリンは、入眠30分前あたりから徐々に減るリズムを持っています。そこで、脳が眠ろうとしている仕組みをサポートしましょう。

脳の冷却システムが働きやすいように、保冷剤などを使って耳から上の頭を冷やし

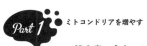

て眠りましょう。

耳の上のあたりがちょうど大脳の位置です。保冷剤や冷凍したタオルなど冷たい物を用意し、それを大脳の位置に当てると脳温を下げることができます。

その際、耳から下の首の部分を冷やさないように注意しましょう。首のあたりには呼吸中枢など生命維持機能を司る脳幹があり、ここが冷やされると生命の危機状態だと判断して逆に脳は目覚めさせられてしまいます。

眠る前に、パソコンやスマホなど画面を見ることもなるべくやめましょう。

画面を見ると、脳の温度は上がります。画面に映し出される映像に合わせて目を向けることを、受動視覚と言います。動物にたとえると、視界に敵が見えたのをキャッチする視覚の使い方です。

受動視覚によって脳を覚醒するノルアドレナリンは急分泌されます。すると、脳の温度が上がるのです。

眠る前に画面を見て温度を上げてしまったのなら、温度を下げて眠る。こうすることで急ブレーキを防ぎ、睡眠中にもしっかり脳が働ける準備をすることができます。

Part 1 ミトコンドリアを増やす

第3章

「温度管理の運動」が脳へのダメージを防ぎ、成長させる

有酸素運動と睡眠が「記憶力」「学習能力」を高め、体も引き締める

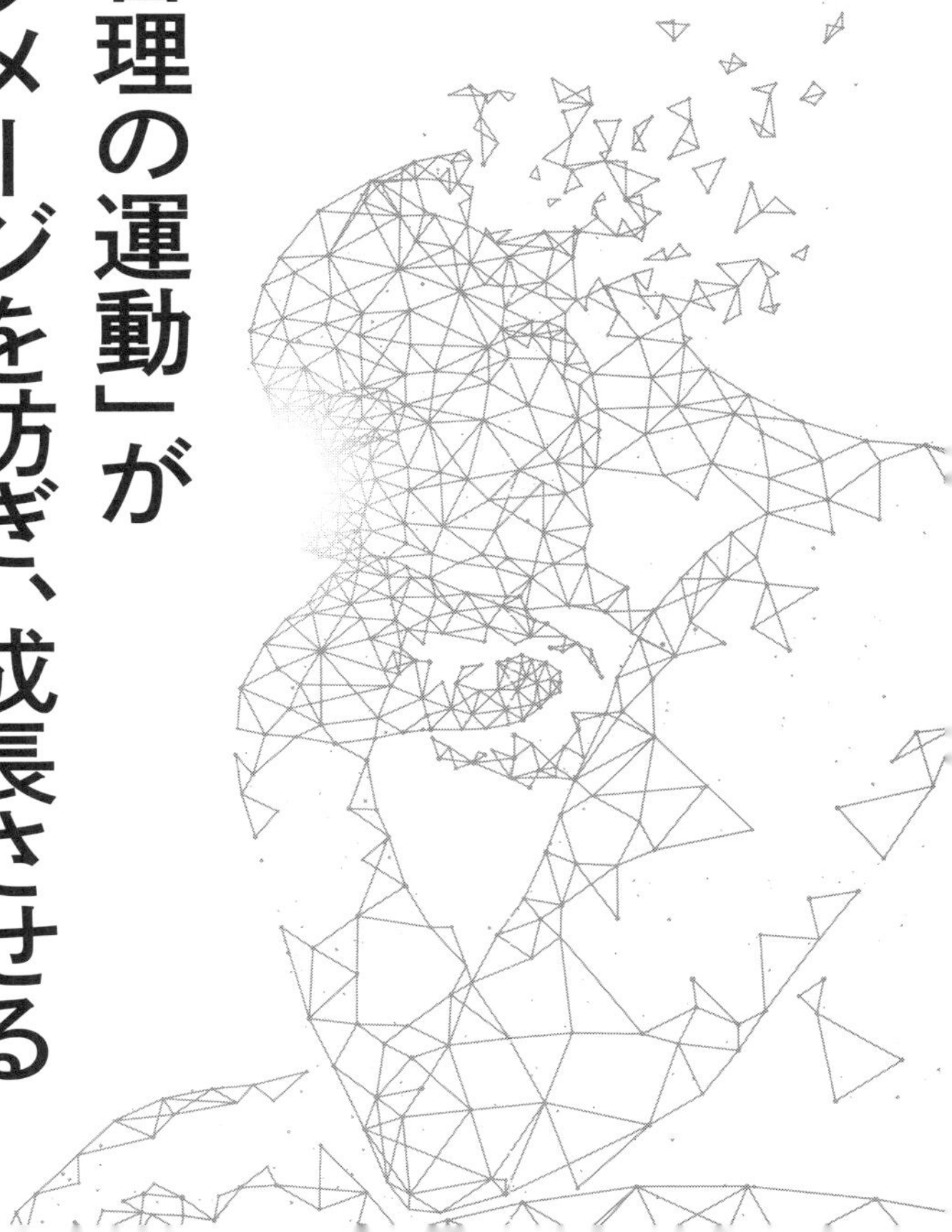

脳は温度変化によってダメージを受ける！

これまで、運動で脳を鍛える方法を追ってきましたが、逆に脳に悪いこと、脳がダメージを受けてしまうことはあるのでしょうか。

それがわかれば、その悪いことを避けられれば、マイナスをゼロにすることができます。

私たちの健康や仕事の生産性を考えるとき、それらを改善する方法は、往々にして知らずにつくってしまっているマイナスの習慣を見直すことにあります。

脳を鍛えるには、脳に悪いことを避けるという発想も忘れてはなりません。

脳に悪いこと。それは、急激な温度の変化です。脳の細胞は温度の変化に弱く、ダメージを受けやすいのです。

たとえば、蒸し暑い日に空調のない室内で作業をしていると、頭がもうろうとしてくることを経験したことがあると思います。

反対に、寒過ぎて何も考えられなくなったということもあったかもしれません。

私たちの脳は、大脳が100億、小脳が1000億、脊髄《せきずい》が10億個もの神経細胞でできています。

そして、その細胞は温度の変化にとても弱いのです。

私たちの脳は、他の臓器に比べて、周りに脂肪がなく外との距離が近いので、それだけ外気温の影響をダイレクトに受けます。

そんな事情で私たちの脳には、温度の変化から脳を守るための仕組みが備わっているのです。

◉脳の温度管理の仕組みを知る

先にお話ししたように、私たちの体温には、普段、体温計で測る表面体温と、内臓や脳の温度である深部体温の2種類あります。

表面体温は、常に深部体温を一定に保つために働きます。

たとえば、外の気温が高くなるとまず表面体温が上がります。そのまま表面の体温が上がり続ければ深部体温も上がってしまう。だから、熱に弱い脳を守るために、汗をかき、その汗を蒸発させて気化熱を利用して熱を放出します。

汗をかいて体温を下げているなんて、そんなの当たり前だろうと思われるかもしれません。

でも実は、**哺《ほ》乳類《にゅうるい》の中でも体温調節の目的で発汗するのは、人と馬だけです。**人間は、汗を出すエクリン腺《せん》を全身に分布させていて、独自の進化を遂げているのです。

体温調節をするのは、暑いときだけではありません。

気温が低くなると深部体温も下がってしまうので、皮膚の表面に鳥肌を立てて体の内部の熱が外に逃げるのを防ぎます。

このように、表面体温は気温が変化しても深部体温が急に変化しないように調整をしているのです。

やっぱり「有酸素運動」で脳は強くなる！

脳は、急な温度変化、つまり暑さ寒さに弱いのです。それでは、その暑さ寒さに強くなる方法はあるのでしょうか。

その答えが、これまた運動です。

脳は自身を温度変化から守るために、発汗やふるえで体温調節をしています。まずは暑さへの対策について少し詳しく見てみましょう。

体温が１℃上昇するのを防ぐには、１００ミリリットルの汗をかき、その汗が蒸発する気化熱を利用しなければなりません。５００ミリリットルのペットボトル５分の１の量なので、かなりの量の汗をかいていることがわかります。

これだけ多くの汗を必要とするのですから、温度が大きく変化してから汗をかき始めるのでは、脳を温度変化から守ることができません。

脳を守るには、より早く汗で熱を逃がす能力が求められます。

繰り返し暑さにさらされていると、暑さに慣れる「暑熱適応」が起こります。適応する前に比べて、より低い体温で皮膚血流の増加や発汗が起こり、同じ体温でも多く発汗することで、熱放散が亢進《こうしん》します。

これと同じように、運動でも体温調節機能が改善します。早いタイミングで効率よく汗をかくことができるようになるのです。

たとえば、持久走トレーニングをすると、汗をかき始めたときに深部体温が低温側に移動し、気温と体温の差から総発汗量が増加し、機能する汗腺数が増加することが明らかになっています。

また、運動をすると、安静にしているときの総血液量が増加します。

血液量が多い人ほど、最大皮膚血流量も多いです。皮膚血流量が多いということは、体内で産生された熱を血流によって皮膚の表面に運んで体外に放出するのに役立ちます。

つまり、**運動は最大皮膚血流量を増やし、さらに汗腺の分泌能力や感受性を高め、熱放散を増強することで、体温調節能力を向上させる**のです。その結果、暑さから脳を守る力が高まり、暑さ自体にも強くなります。

一方で、寒さに対してはどうでしょうか。外の気温が下がり寒くなると皮膚血管収縮が起こります。

これにより体の表面を流れる血流が減らされて、体の中心部や脳に返ってくる血液が冷やされるのが防がれています。

さらに体温が下がると、体内にあるエネルギーの基を、酸素を用いて燃やすことによる代謝性熱産生が増加します。これは筋肉が意図せずに、繰り返し収縮する「ふるえ産熱」とふるえずに熱を生み出す「非ふるえ産熱」に分けられます。

運動、特に持久走を続けることによって、最大酸素摂取量が増大しますが、このような人が寒い環境にさらされると、体温の低下が抑えられる、つまり、耐寒性が高まるという報告があります。

これは、有酸素運動能力の向上が、寒冷環境下での代謝性熱産生に有利に働くためと考えられています。

また、有酸素運動をする習慣がある人は、寒冷環境にさらされたときに、ふるえ始める皮膚の温度が高く、体温調節反応の感度がよいという結果もあります。つまり、運動によって寒さにも強くなると言えるのです。

「褐色脂肪組織」を冬の運動で発達させる人はスマート

脂肪というと、なんとなく悪者のイメージがあります。ダイエットの敵であり、できるだけ少ないほうがいいと考える人も多いのではないでしょうか。

「脂肪」という言葉を聞いて多くの人がイメージするのは、正確には白色脂肪細胞です。今からお話しするのは、エネルギーをつくる重要な役割を担う褐色《かっしょく》脂肪細胞です。

褐色脂肪組織は、褐色脂肪細胞を主体とする血管の豊富な組織です。代謝性熱産生のうち、「非ふるえ産熱」を担っています。

細胞内に、多数のミトコンドリアがあることが特徴です。先に述べてきたことを振り返ってみると、重要な脂肪組織だとわかるでしょう。褐色脂肪組織は、自らの細胞内の脂肪を使って、熱をつくる熱産生専門の細胞です。

人間では、赤ちゃんの時期に褐色脂肪細胞が肩甲骨、首、胸、脊髄などに配置されていて、脊髄の温度が低下するのを防いでいます。

これは、「体をふるわせて熱をつくることができない赤ちゃん時期」の体温低下を防ぐための仕組みです。

ふるえによって熱をつくることができるようになってくると、褐色脂肪細胞の役割は減っていきます。

代わりに増えてくるのが、脂肪を貯蔵する白色脂肪細胞です。これは、細胞の大部分が脂肪で占められていて、ミトコンドリアは少ないのが特徴です。見た目にも、「細胞のほとんどが脂肪」という感じで、いかにもぶよぶよしています。

実は、**褐色脂肪細胞は、やせている人で発達していることが明らかになっています。**

そして、寒い環境下によって増えることも明らかになっています。

肩甲骨や背中に配置されていて、「寒い時期の運動によって褐色脂肪細胞が増えるとやせる！」といった考え方から、さまざまなエクササイズが登場しています。

褐色脂肪細胞という名前を、よく覚えておいてください。

寒い時期の運動習慣が、私たちの体温調整能力を大きく左右するのです。体が縮こまりそうな冬こそ、スポーツを始めてみる動機にしてみてはいかがでしょうか。

脳のエネルギー発電は火事と同じリスクもある！

さて、表面体温は放熱や蓄熱で一定に保たれるように調整をされるのですが、その目的は、基準である深部体温を維持することです。

先にもお話ししましたが、深部体温は、1日に上がったり下がったりする時間帯があります。起床から11時間後が最も高くなり、起床から22時間後に最も低くなります。

深部体温は、もともと表面体温より1℃ほど高いのですが、1日のうちの変動で最も高いときと低いときは1℃ほど差があります。平熱が36・3℃の人ならば、深部体温の平均は37・3℃で、夕方には38℃台になり夜中には36℃台になります。

深部体温が変動する理由には、脳が自らを守るための戦略が隠されています。

大脳は100億個の神経細胞があるとお話ししましたが、それらの神経細胞が一度に活発になったら、たちまちオーバーヒートしてしまいます。そこで、脳の温度が上がり過ぎると、神経細胞がダメージを受けてしまいます。脳は、自身の神経細胞を守るために、活発に働いた神経細胞を鎮める冷却装置を持っています。

運動で体温が上昇するときは、プロスタグランディンという物質が増えているのですが、これは、風邪やインフルエンザで高熱を出したときと同じ現象です。頭がもうろうとして、いかにもダメージを受けているのが想像できると思います。

実は、このことを避ける方法が救急医療や、脳外科手術で使われています。低体温療法として、脳を冷やして温度を36℃程度に保つのです。脳の温度が高く保たれると、エネルギーの消費量が増えます。エネルギーをつくるために酸素が使われると、酸素と反応したことで「錆《さ》びた」状態になる活性酸素が生まれて、他の細胞が破壊されてしまいます。

また、脳が活発に働き過ぎると、細胞自体を死滅させるアポトーシスや、ウイルスをやっつけるサイトカインにより自身の細胞をやっつけてしまうこともあります。

脳のエネルギーは、あればあるほど元気になってよい感じがするかもしれません。

しかし、火事のときのように火が猛烈に燃えているときを想像してください。エネルギーが生み出されるときには、同時に危険もはらみます。脳がエネルギーを生み出した挙句に、自身の細胞を破壊してしまうことがあるのです。

睡眠は「脳の温度」を下げてくれる積極的活動

このリスクを最小限に抑えるために、インフルエンザなどの高熱による急性脳症や脳の外科手術中に、脳を低体温の状態にさせる方法が用いられているのです。

これは、人の手によって行なわれる特殊な技術のように思いますが、実は、毎晩私たちの脳が自ら同じことを行なっています。それが睡眠です。

私たちは、「昼間に活動して疲れたら眠る」というように睡眠を受け身で考えがちです。睡眠は休息であり、睡眠中には脳の働きも休んでいると考える人が多いでしょう。

睡眠中には意識がないのでそう考えるのも当然ですが、実は、脳にとって睡眠は、かなり積極的に脳を成長させる活動であることが明らかになっています。

脳は、自身の温度変化への弱さを補うために、睡眠中に自ら温度を低下させて神経細胞を守ります。内臓の温度である深部体温にリズムがあるのは、**脳が過剰にエネルギーを消費して自らを傷つけないようにするための戦略**なのです。

深い睡眠は脳の成長には欠かせない

脳は、温度管理技術でぐっすり深く眠ります。ぐっすり深く眠るのが脳にいいことは、私たちもなんとなく感覚としてわかるはずです。

では、深い睡眠中脳内で何が行なわれているのかというと、まだわかっていないことが多いのです。

今のところ明らかになっているのは、深い睡眠による記憶の定着作用です。脳を鍛えることを考えるとき、すぐに思い浮かぶのは記憶力だと思います。

深い睡眠が担うのは、記憶力の中でも覚えたことをしっかり脳内に定着させることです。

よく「記憶の引き出し」という表現が使われますが、脳内の記憶は引き出しにしまわれるように保存されているわけではありません。

覚えたことは、脳内でいったんバラバラに要素別に分解されて、それぞれのネットワークで保存されて、思い出すときに再集結される仕組みがあります。

たとえば、リンゴを覚えるときは、「赤い」「丸い」「果物」など要素別に分解され、赤い物のネットワークや丸い物のネットワークに保存されていて、次にリンゴを見たときにそれらの情報が再集結して「リンゴ」だと思い出します。

このネットワークをつくる作業が、深い睡眠中に行なわれているのです。

要素が細かく分解されるほど、たくさんのネットワーク上に記憶の断片が残ることになるので、それだけ思い出しやすくなるわけです。このことを指して、記憶が定着すると表現されます。

脳内の情報は、ただ詰め込むだけでは意味がありません。その情報が再集結して使われるときに、一見関係なさそうな情報が結びつくことによって、ひらめきが生まれます。

脳内の情報をしっかり成果につなげるには、記憶を再集結させ、さらにそこからひらめきを生み出す深い睡眠が欠かせないのです。

また、**深い睡眠は、体の動きの上達にも関係しています。**

たとえば、私は右利きですが、左手で折り紙の鶴を折るような慣れない作業をしたとします。これまでにない体の動きを学習するということです。

すると、その晩の睡眠では、深い睡眠を示すデルタ波という脳波が、左手を動かす脳の部位だけに限定的に見られることがあります。

これは局所睡眠（ローカルスリープ）と呼ばれる現象です。

新しいことを学習したときに、その脳の部位にデルタ波が出現するとき、脳内では、学習した動きを何度も反復練習していると考えられています。

眠っている間に何回も練習することで、翌朝同じように左手で折り鶴をつくると前日より少し上手になっています。

「ただ慣れただけ」と片づけてしまいそうな些細なことですが、私たちがなぜ日々成長できるのかというと、このデルタ波により眠っている間に翌日の準備をしているからなのです。

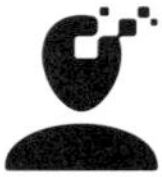

パチンコのゴムをイメージして深い睡眠をつくる

深い睡眠の効用を知ると、深い睡眠を増やしたいと思いますが、脳がどのように深い睡眠を設計しているのかもまた、明らかになっていないことが多いのです。

深部体温リズムの他に、深い睡眠を得るために知っておきたいことがあります。

現在のところ、起きているうちに脳脊髄液《のうせきずいえき》（脳の周りを満たす液体）に睡眠物質がたまり、充分たまったところから眠って分解されると深く眠るという説と、遺伝子に昼間の活動が記録されてその記録にもとづいて深い睡眠が設計されているという説があります。

前者の説から、深い睡眠を得るためのポイントがあります。

「睡眠圧」という用語があります。私たちの睡眠は、連続して起きている時間が長いほどその後の睡眠が深くなるという仕組みです。

ちょうど、石を飛ばすパチンコのゴムのようなイメージをするとわかりやすいと思います。朝目覚めてから、起きている限りギューッとゴムが引っ張られていき、そのまま夜を迎えて眠るとドーンとゴムが弾《はじ》けてぐっすり眠る。このゴムを引っ張る力が睡眠圧です。

ここで気をつけたいのが、就寝前のうとうとです。帰宅後に家事をひと通り終えてソファに座った途端にうとうととなる場面がありませんか？

睡眠圧は、うとうとした瞬間にパッと石を放してしまうので、このうとうとで深い睡眠に必要な圧力がすべて失われます。すると、そこから眠り直しても深く眠れなくなってしまうのです。

夜の睡眠前のうとうとを避けて、パチンコのゴムをイメージしながら勢いをつけてドーンとひとまとまりの睡眠をつくる。これが睡眠圧を有効利用するための条件です。

どうしても睡眠前にうとうとしてしまうときは、帰宅後の動線を変えましょう。**誰にでも自分の部屋に「そこに座ったら眠ってしまう」場所があります。**ソファやこたつなどです。

本当に疲れているときは、うとうとしてしまうことは避けられないかもしれませんが、たいして疲れていない日でも、同じ動線で同じ場所に座ればうとうとしてしまいます。

このうとうとは避けることができるので、余裕がある日や比較的元気な日は、いつもの眠くなる場所にあえて座らないようにして、眠くなったら一気にベッドへ行き、睡眠圧を利用して深く眠りましょう。

この睡眠圧の仕組みは、不規則な勤務や交代制勤務の対策でも重要です。

交代勤務をしている人たちには、同じ勤務をしていても、調子を崩してしまう人と元気でいられる人がいて、その人たちには眠り方の違いがあります。それは、夜勤明けの過ごし方です。

徹夜明けで朝を迎えると、妙に気分が高揚してずっと起きていられそうな感じになりますが、昼過ぎから夕方にかけて猛烈に眠くなります。夜勤で調子を崩してしまう人は、このタイミングで眠ってしまいます。

すると、夜の早い時間帯に目が覚めるのですが、ここからは目が冴えてしまって、いつもの眠る時間帯になっても眠れません。これで、夜の睡眠の質が低下してしまうのです。

一方で、夜勤でも元気な人はどうしているのかというと、夜勤明けの昼間に眠らずに過ごします。夜勤をしたということは、睡眠圧がすごく高まった状態です。この後に眠ると、その睡眠の質が最高になります。

この質のよい睡眠を夜の睡眠にとっておくために、夜勤明けの昼間には、あえて外出したり、人に会うなどして眠らないようにしておき、夜の早い時間帯から一気に翌朝まで眠ります。これで、脳と体は回復し、翌日の夜の睡眠の質も乱さずにすみます。

あくまでも夜の睡眠をメインとし、不規則勤務や徹夜せざるを得なかったら、睡眠圧を最大限まで高めてひとまとまりの睡眠をつくってみましょう。

睡眠圧は、不眠症の回復度合いを見るのにも役立ちます。寝つけずに朝まで眠った感じがしない日を過ごしてしまったら、その晩の睡眠に注目しましょう。

眠れなかった翌日にはぐっすり眠っていたら、この睡眠圧の仕組みがしっかり働いている証拠です。これは、昼間起きていて夜眠る、というように1日で完結する睡眠圧の仕組みを2日間で使ったということです。

寝つけないことがあっても、翌日にぐっすり眠れていれば大丈夫。このように考えて、睡眠圧の仕組みを使いこなしましょう。

脳の温度管理をラクダから学ぶ

話を深部体温に戻し、私たちの脳がどのようにその温度を下げているのかを知っておきましょう。そのメカニズムを知るヒントが、砂漠に住む動物です。

話が飛び過ぎだと思われるかもしれませんが、脳が自身の温度を下げるメカニズムに少しおつき合いください。

ラクダなどの砂漠に住む動物には、ある共通する特徴があります。それは、鼻が長いこと。長い鼻が、脳の温度管理に重要な役割を果たしているのです。

気温が50℃にもなる砂漠で生きるためには、高温に弱い脳を守る秘策が必要です。砂漠に住む動物の鼻の奥には、脳に向かう動脈が通っています。鼻で空気を吸うと、鼻を通っているうちに空気が冷えて、その冷えた空気によって血管が冷やされます。

そして、**冷えた血液が脳の表面をめぐることで脳の温度が下がるのです。**この働きを有効に活用するために、砂漠に住む動物は鼻が長いのですが、私たち人間も基本的に同じ構造を持っています。

◉口呼吸から鼻呼吸へ

突然ですが、朝目覚めたときに口が乾いていませんか？ もしあなたが、朝目覚めたときに口が乾いていたら、脳の温度が下がらず深く眠れていないかもしれません。

口が乾いているということは、睡眠中に口呼吸をしていたということです。口呼吸では、先ほどのラクダのように脳に向かう血管を冷やすことができません。当然、脳の温度は下がりにくいので、睡眠が深くなりにくくなってしまうのです。

花粉症などの鼻づまりの時期には、寝つけなかったりぐっすり眠れない人が増えます。これは、鼻づまりによる息苦しさが原因なのではなく、鼻呼吸によって脳の温度が下がらなかったことが原因だということが明らかになっています。

睡眠中の口呼吸を防ぎ、鼻呼吸に誘導するには、舌の運動が必要です。牛タンを思い浮かべればわかるように、舌も筋肉のかたまりです。

舌をあまり動かさなければ、筋力は低下します。筋力が低下すると、就寝時に仰向《あおむ》けになったときに、重力にしたがって舌の根元である舌根《ぜっこん》がのどに落ち込んでしまいます。この位置に舌がくると、口が開き、鼻呼吸の通り道はふさがれます。

ふさがれた通り道を無理やり空気が通ったときに鳴る音が、いびきです。舌の運動不足が、鼻呼吸を妨げて、深い呼吸を奪ってしまうのです。

これを防ぐために、**日常的に舌をよく動かすようにしましょう。**最も舌が動くのが食事です。食べ物を噛《か》んでいるときには、舌が食べ物を口の中で回す役割を担うので、とてもよく動きます。早食いになると、舌のエクササイズのチャンスを失ってしまうので、早食いを防ぐ対策を試してみましょう。

先にもお話ししましたが、食事中に箸を置いてみてください。

また、やわらかい食べ物ばかり口にしたり、ゼリー飲料で食事をすませる人は、まず一食でいいので、硬めの食べ物を摂るようにしてみましょう。

たとえば、コンビニのサンドウィッチを食べるなら、バケットサンドを選ぶ。朝食のスクランブルエッグを目玉焼きに替える。ハンバーグを骨つき料理に替える。

こんな些細なことでも、噛む回数が増え、それだけ舌の運動は増えます。食べ物のかたまりを口の中で動かすことが舌のエクササイズになるので、ガムを噛むより食事メニューを少し替えるほうが有効です。

いつもコンディションがいい人は〝頭寒足熱〟

深部体温のリズムや鼻呼吸によって、自然に生活しているだけで、夜間には脳の温度が下がり脳内の細胞が守られるサイクルがつくられれば理想です。

ですが、私たちの生活は、常に何かの用事によって乱されるものです。そこで、**リズムが乱れても、睡眠によって脳の細胞を守ることができる対策も立てましょう。**

夕方に眠ってしまったり、鼻づまりになってしまったときには、眠る前になっても脳の温度が高いまま。それならば、脳を冷やして眠ってしまえばいいのです。

考え事をして寝つけなかった経験もあるでしょう。眠る前の脳は、考えを焦点化する力が残っていません。浮かんでくる考えを持続できずに、次々に考えが移り変わる連想が起こります。連想をつなぐのは感情。それもネガティブな感情です。

ひとつ嫌なことが思い出されたら、「嫌なこと」というカテゴリーに分類されている記憶が思い出されていきます。そのとき「こんなくだらないことに負けてしまった」

と落ち込む必要はありません。眠れずに考え事をしているのは、脳の温度が下がらないうちにベッドに入ってしまった、ということです。悩みやすい性格や弱い心とはなんの関係もありません。脳の温度が下がるはずの時間帯なのに、下がらなかった。

だから、眠るときに脳の温度を下げればいいのです。「頭寒足熱」がよいと聞いたことがあると思います。これは、コンディションがいいと脳の温度はしっかり下がり、深部体温を下げるために、足が温まって放熱されているという意味です。

耳から上の頭を冷やすことと同じく試していただきたいのが、眠る前に足首を温めることです。人間の体は足首が温まると足の裏に汗をかきます。この汗による気化熱で血液の温度が下がり、温度が下がった血液が巡ることで深部体温が下がります。これを促進しましょう。

入浴する人は、足首は充分温まるので、入浴後に冷えないように保温しましょう。靴下をはくと気化熱が生じないので、寝るときはレッグウォーマーが理想です。

シャワー入浴しかしない人は、シャワーでは頭のほうしか温まらないので、シャワーの最後に必ず両足首に10秒ずつシャワーを当ててみましょう。足首を温めてから眠ると、温めずに眠ったときと比べて、眠りが深くなったことが感じられるはずです。

人間の体は「強みを伸ばす」と「弱みが改善される」便利な仕組みがある

男性でも女性でも、「調子が悪くなったら、それになんらかの対処をしよう」と考える人が多いものです。しかし、**「調子がいいときの能力を高めると、調子が悪いときの症状が軽くなる」**のが人間の仕組みです。この点を、この章の最後にわかりやすい事例でお話ししておきます。

女性では、生理周期による体温変動があり、排卵後に約０・６℃上昇し、月経時に再び低くなることはよく知られています。妊娠初期にも体温は高くなります。女性ホルモン、特にプロゲステロンが視床下部《ししょうかぶ》に作用して起こると考えられています。

女性にとって、月ごとに訪れる月経周期とうまくつき合うことは、安定して仕事に集中するために大切な能力です。

月経前に下腹部痛、腰痛、頭重感、体重増加、食欲の変化、イライラ、憂うつ感が起こる月経前症候群で悩まれている人も多いのです。ここでは、月経前症候群の改善と予防するポイントについて知っておきましょう。

月経周期は、排卵から月経までの黄体期と、月経から排卵までの卵胞期に分かれます。黄体期には、女性ホルモンのプロゲステロンの分泌が増えて、黄体を形成します。細胞を増やして黄体を形成するので、この時期には体温が高くなります。

さて、ぐっすりと深く眠るためには、内臓の温度である深部体温がぐっと下がる必要があるとお話ししました。

深部体温リズムによって、眠り始めから深部体温が下がるのですが、黄体期には、体温のベースが高く保たれるので、最高体温の波はそのままですが、最低体温そのものが高く保たれます。

すると、眠り始めの時間帯になっても体温が下がりにくくなるので、深い睡眠だけがとれなくなります。

同じ分量だけ眠っていても深い睡眠が奪われてしまうので、その分の弊害として起こるのが昼間の眠気です。月経前には猛烈に眠くなる、という人が多いのはそのためです。

このリズム自体は必要なものなので避けられませんが、月経から排卵までの卵胞期に差しかかると、体温がすっと下がるので、ぐっすり眠れるようになります。実は、この時期の睡眠のとり方が月経前症候群になるか否かの分かれ目になります。

月経前症候群になる人の多くは、ぐっすり眠れるはずの卵胞期の睡眠を充分とっていない傾向があります。

◉「挽回《ばんかい》しよう」ではうまくいかない

それは、「月経前には自分は不調になってしまうので、調子がいいときになんとか挽回しようと頑張り過ぎる」という考えからきています。このような考えを持ってしまうと、頑張るほどに症状がひどくなってしまいます。

また、不調になってベッドに体を横たえていると、眠れずに時間を持て余すので、スマホやパソコンをベッドの上で使ったりテレビを観るなど、ベッドの上で眠りに関係ない行為がされてしまいがちです。

脳は、「場所と行為」をセットで記憶するので、この時期に「ベッド＝スマホを使う場所」という誤った記憶が脳につくられてしまいます。

こうなると、月経後のぐっすり眠れる卵胞期に差しかかっても、なかなか寝つけない、

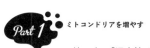

眠っても疲れがとれないということが起こってしまいます。

これは、誤った記憶によってつくられた睡眠トラブルです。ベッドの上では眠る以外のことをしないようにして、しっかり誤った記憶を断ち切っておかなければなりません。不調な時期を過ぎたら、きっぱりと切り替えて、ベッドの上で眠る以外のことをしないようにしましょう。

人間の体は、**「調子が悪くなったら対処する」という方法をとっていると、調子が悪くなること自体は決してなくなりません。**

体の機能は、調子がいいときの能力を高めると、調子が悪いときの症状が軽くなる、という仕組みになっています。この仕組みを覚えておきましょう。

月経前症候群を改善、予防するためには、卵胞期のぐっすり眠れるときほどしっかり眠っておく、という考え方が必要です。

調子がいいときの能力を伸ばすのです。

考え方を変えるのは、最初は難しいかもしれませんが、体調がいいときには、5分でも10分でも早寝をしてみて、睡眠時間をコツコツかせぐところから始めてみましょう。

Part 2 自律機能を高める

第4章

自律神経を整える運動がハイパフォーマンスを実現させる

いつも好調な自分をつくる「ストレッチ」「姿勢のつくり方」

脳は「頑張ること」と「休むこと」がちぐはぐになりやすい

「気分を変えようと思って旅行に行ったけど、結局旅先でも仕事のことばかり考えてしまった」。休もうとしたのに心身ともに休まらない。楽しいことをしているはずなのに、イライラしてしまう。私が担当する外来では、こんな相談がよく寄せられます。温泉に行ったり、ドライブをしたり、気分転換をすればあっさりと気分が切り替わるというほど、私たちの脳は単純ではないのです。

逆に、「大きなプロジェクトが終わったら、心にぽっかり穴が空いてしまったような感じがして、やる気が起こらない」。こんな相談もあります。緊張感のある仕事場面に直面すればやる気になるかというと、これまた簡単にはいかないのです。

私たちの日常生活では、頑張る場面と休む場面がありますが、その場面にうまく脳と体の状態をマッチさせるのは、自律神経の働きです。自律神経の働きをうまく扱うことができれば、先ほどのようなミスマッチは防ぐことができます。

自律神経が自動的に体を調整してくれている

自律神経という言葉はよく聞くと思いますが、ここで整理して理解を深めたいと思います。

自律神経は、生体が生きるための基本的な機能です。血液の循環、呼吸、体温維持、消化、代謝、排泄《はいせつ》、生殖などを自律機能と呼びます。

自律神経は、心臓をはじめとした内臓の筋肉や分泌物を出す腺《せん》を支配していて、自律機能を調節し、体が一定の状態を保とうとする恒常性（ホメオスタシス）に重要な役割を果たしています。

自律神経は、交感神経系と副交感神経系から構成されています。

交感神経系は、胸から腰のあたりの脊髄《せきずい》より始まる神経のネットワークをつくっています。

一方、副交感神経系は、首のあたりの脳幹と骨盤の真ん中の仙髄から始まる神経ネットワークをつくっています。

これらの自律神経を管轄している司令部は、脳の視床下部という部位です。体の中でどんなことが起こっているか、という情報が視床下部に集められて、そこから各内臓や腺にどのように働くかの命令が出されています。

心臓や胃腸、肺など多くの内臓は、交感神経と副交感神経の二重支配を受けています。**相反する命令が出されることでバランスがとられているのです。**

たとえば、腸管の運動や消化液の分泌は、交感神経によって抑制され、副交感神経によって促進されます。

どちらか一方の神経活動だけでは、内臓が働き過ぎたり働かな過ぎたりするので、拮抗《きっこう》する命令によってバランスがとられる拮抗支配です。

ゴーサインを出す上司から命令を受けたら働いて、ストップをかける上司から命令を受けたらやめる。

ゴーサインを出す上司と、ストップをかける上司が同時に命令しないように、連携し合うことで内臓の働きを管理しています。

運動習慣が自律神経のバランスを整える

社会的な場面に合わせて、ゴーとストップの命令が適宜出されていれば、私たちは常に体調がいいはずです。ところが、私たちの生活は、そんな悠長《ゆうちょう》なことは言っていられません。

リラックスしてマイペースで仕事をしているときに、急に仕上げなければならない仕事が突然舞い込んできた場面を想像してください。

最優先で仕上げる仕事に切り替えるときには、脳からゴーサインが出るのですが、その仕事を終えたら速やかにストップがかかって、またリラックスした状態に戻ることができるのでしょうか。

〝ひとつだけ〟急な仕事を頼まれたならば、すんなり戻ることも可能です。

しかし、急な仕事が２つ３つと頼まれたらどうでしょう。また、慢性的に相手のペースで急な仕事を要求されていたらどうでしょうか。

ゴーサインによって一気に集中して仕事が片づけられたとしても、しばらく高ぶった状態が続いてしまうでしょう。

急なゴーサインが出され続けていると、ストップをかけようとしてもなかなかかからなくなります。

たとえば、体が疲れるというより、精神的に疲れるような忙しさだった日に帰宅すると、食事や入浴やリビングでのんびりしていても、頭の中では仕事のことがぐるぐる回ってしまいます。

目の前のことが手につかないとか、頭は疲れているはずなのに眠ろうとしても眠れないということがあると思います。

こうなると、休日なのに仕事のことが頭を離れなくなり、常に臨戦態勢のまま過ごすことになってしまいます。

実はこれを防ぐために、自律神経特有の仕組みが人間には備わっています。

自律神経は、ゴーサインとストップサインが適宜出されるだけではありません。それぞれの命令が出過ぎたら、逆の命令に大きく揺り戻される仕組みになっています。

緊張感の高い仕事で交感神経によるゴーサインが出され続けているときに、運動をしたとします。

運動は、交感神経を活発にさせる行為なので、そんなことをしたらますます臨戦態勢になるだけだと思われるかもしれません。

しかし、運動によって交感神経が活発にさせられると、逆に交感神経の活動は弱まります。

定期的な運動習慣があると、心拍の自律神経のバランスが改善することが研究で明らかにされているのです。

中途半端に慢性的にゴーサインが出続けているところに、運動によって派手にゴーサインに持っていかれ過ぎると逆に弱まる。

ちょっとわかりにくい機能ですが、私たちの気持ちの動きにたとえて考えると、「強く誘われ過ぎるとやる気がなくなる」のに、「全く誘われないで相手にされなさ過ぎると逆にやる気になる」というような感覚と同じです。

交感神経と副交感神経のGOとSTOPの働きを〝派手に〟しよう

派手に一方に傾けば、その働きは弱まる。

これが運動によって意図的に起こればよいのですが、仕事上で起こってしまうこともあります。

慢性的に急な要求をされていて、あるとき極端な要求をされたら、パタッとやる気がなくなって、放心状態になり会社に行けなくなってしまう。

こんなことも起こります。交感神経が派手に働き過ぎて弱まったら、必要なときに働けなくなってしまうのです。

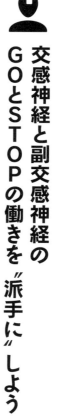

仕事でも、プライベートでも、人間関係でも、慢性的に相手の要求に振り回されていると、いきなりパタッとやる気がなくなってしまう。自律神経の働きはそうなっています。

これは自分のせいではなく、人間はそのようなつくりになっているのだと認識しておきましょう。

そして、そんな人間がやる気を継続するには、**ゴーかストップの働きを意図的に〝派手に〟つくることが必要です。**

「いつも周りの人に振り回されてしまう」

という悩みを私に相談される人の日常生活の様子を聞くと、共通して運動が不足しています。

自律神経を運動によって操ることができていないと、自分の心が操れなくなってしまう。

ここでも、心を操るために運動をするという発想が必要なのです。

交感神経の活動を〝朝高めて夜鎮める〟運動をしよう

自律神経は、私たちの行動でその都度調整されているわけです。

しかし、その自動調整に任せっぱなしにしていると、パタッとシステムダウンして、やる気がなくなってしまいます。

私たちがやるべきことは、自律神経の調整を手助けすることです。自律神経が調整される仕組みを知り、それを意図的に誘導するように助けてあげましょう。

これが本来の生活習慣です。習慣は勝手に自動化されるものと甘く考えず、生活しているだけで脳と体の機能が高まるように意図的に有益な習慣をつくる。これを目指していきましょう。

自律神経の働きを助けるためのヒントになるのは、1日の自律神経活動の移り変わりです。場面に合わせて自律神経活動は調整されていますが、1日という長いスパンで見ると、ある一定のリズムがあることがわかります。

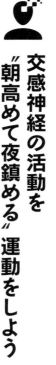

交感神経活動も副交感神経活動も、朝目覚めてから活発になり始めて、夜眠る時間帯には活動が低下します。

この上がって下がる波はどちらも同じなのですが、交感神経活動のほうが、活発になったときと、鎮まったときの落差が激しいのです。

1日に2回、交感神経活動と副交感神経活動の優位性が入れ替わるタイミングがあります。その2回のタイミングとは、起きがけと寝る前です。

朝起きると、交感神経活動も副交感神経活動も高まるのですが、交感神経活動の高まりが派手なので、交感神経のほうが強く働いている状態になります。

日中は、この状態が続きます。そして、夜眠る前の時間帯になると、交感神経活動も副交感神経活動も低下するのですが、これまた交感神経のほうが派手に低下するので、結果的に副交感神経活動のほうが強く働いている状態になります。

これは私たちの日常から考えても、日中は活発になって、夜にはリラックスするということは自然に理解できると思います。

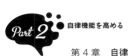

この交感神経と副交感神経の入れ替わりは、脳にとってかなり負担がかかります。子育てをしたことがある人はおわかりになると思いますが、朝起きがけと夜眠る前の

時間帯は子供が激しく泣き叫ぶことがあったでしょう。

自律神経の切り替わりがまだ未熟な赤ちゃんのころは、この入れ替わりが負担になるのです。私たち成人でも、負担であることには変わりありません。

なにしろ、全身の器官がゴーからストップに、ストップからゴーに切り替わるのですから、大忙しです。

たとえば、自律神経の入れ替わりがうまくいかないとこんなことが起こります。

交感神経がスムーズに高まらないと朝になってもぼーっとしたままですし、逆に交感神経が急激に高まり過ぎるとイライラしたり、頭痛や吐き気を催すことがあります。

夜の場面でも、交感神経がスムーズに鎮まらないと体がかゆくなったり、眠いはずなのに眠れなくなります。

逆に交感神経が急激に下がり過ぎると、落ち込んで泣いてしまったり、やるべきことにやる気が起こらなくなってしまいます。

そこで、私たちがサポートすべき自律神経の活動は、朝にしっかり交感神経活動を高めて、夜しっかり交感神経活動を鎮めるか副交感神経活動を高めることです。

これを実現できるのが、運動です。

運動が〝つらい〟から〝気持ちいい〟に変わる瞬間

運動は、自律神経活動にどのような貢献をするのでしょうか。

運動するということは、脳にとって、動いた結果の感覚情報が届けられるフィードバックと、その感覚をもとに次の運動を命令するフィードフォワードの繰り返しです。

この2つの働きによって、私たちは運動するほどにどんどん上達していくのですが、このフィードバックとフィードフォワードの神経回路が、交感神経系と副交感神経系の調節に関連していることが明らかになっています。

つまり、**運動することによって、ゴーサインとストップサインの切り替えがスムーズになる**のです。

先ほどもお話ししたように、交感神経を繰り返し活発にしていると、逆に交感神経は抑制されます。運動は、交感神経を活発にする最もわかりやすい活動です。

運動すると心拍数が上がり、心臓がドキドキします。さらに運動すると、心拍は上

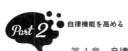

がり過ぎないように、交感神経は抑制されていきます。

きつい運動を繰り返していると、ある一定のところで、だんだんきつさから気持ちよさに変わっていくという経験をしたことがあると思います。これは、交感神経活動が高まり過ぎないように抑制されている現象です。

運動によって交感神経を高めていると、この交感神経が抑制される働きが早い段階で起こるようになります。

運動習慣がない人が、急にきつい運動をすると、いつまで経ってもきついままです。それに対して、運動習慣がある人がきつい運動をすると、すぐに「体が温まってきた」ような感じで、心拍の高まりが心地よいレベルで調整されるようになります。

運動によって、心臓の自律神経のバランス、つまり交感神経が抑制されて副交感神経が亢進する切り替わり能力が高まります。さらに、心臓や血管自体の能力も運動によって高まります。運動をすると、心臓の大きさと質量が増えて機能が向上します。

運動中に血管に負担がかかると、一酸化窒素が放出され、それが慢性化すると血管内の細胞の機能が向上し、血管の能力自体が向上するのです。

運動は、自律神経を意図的にサポートする上で欠かせない行為なのです。

時間帯によって〝運動の意味〟は変わる

「朝はランニングしてから出勤しています」

「夜は瞑想《めいそう》をしています」

企業で研修をしていて、こんな話を聞くことも珍しくなくなりました。

朝には交感神経を高めて、夜は呼吸運動を観察することで副交感神経を高める。ゴーとストップの切り替えをよりスムーズにすることがハイパフォーマンスへの近道だ、という認識がだんだん広まっています。

一方で、朝の二度寝で交感神経活動を低下させてしまったり、夜ベッドの上でＳＮＳを利用して交感神経活動を高めてしまう、ミスマッチの習慣をお持ちの人もまだまだ多いようです。

自律神経は自動的な働きですが、それを誘導するのは私たちの生活習慣です。望ましい行為でも望ましくない行為でも自律神経を誘導することになってしまいます。

望ましくない行為は、それを好きでやっているわけではなく、なんとなくそうなってしまったことが多いと思います。

そして、それをしてしまった罪悪感を得ると、**脳は「次こそはやめられる」と過度な期待をし、次にできなかったときの罪悪感を強める悪循環によって、悪習慣をやめられなくなっていきます。**

望ましくない行動を頑張ってやめるより、望ましい行動で派手に自律神経のリズムをつくってしまうほうがはるかに簡単です。

先ほどお話をした自律神経の仕組みから、時間帯によって有効な運動は次のようになります。

この準備が体への負担を減らす

朝は交感神経活動が上がり始め、深部体温が上がり始めているタイミングです。この時間帯に激しい運動をしてしまうのは、体にとって負担が大きいと言えます。

一念発起して朝ランニングをしてみようと走ってみたら、その後気持ちが悪くなってしまったり、１日中体が疲れていたという経験は多くの人が持っています。

運動は確かに交感神経活動を高めますが、その前に運動できる体をつくってあげると、自分への負担を減らすことができます。

そこで、朝起きたらまず温かい飲物を飲んでみましょう。内臓の温度を直接上げられます。

また、カレーなど辛いものを食べると、唐辛子のカプサイシンの作用で交感神経活動は高まります。

このような**準備をしてから運動すれば、体への負担を減らすことができます。**

休日の日中に汗をかくことは一石二鳥のメリットがある

精神的な緊張で汗をかくときは、ベタベタした汗をかきます。これは、交感神経活動が高く、ムチンという粘着性の物質が汗に含まれているからです。

日中は交感神経活動が高まるべきですが、このような精神的な緊張での高まりでは、夜間になっても活動が下がらず、ぐっすり眠れなくなってしまいます。

休日にしっかり汗をかくほどの運動をすると、交感神経が身体活動によってハッキリ高められるので、その反動で交感神経は抑制されます。

普段運動習慣がない人は、運動で汗をびっしょりかくことがほとんどないと思います。**汗をかくほどの運動ができると、夜間は気持ちが高ぶったり体に力が入ることがなくなるので、日中と夜間のメリハリをつけることができます。**

深部体温が最高になる夕方の時間帯に運動ができれば、交感神経のリズムとともに深部体温リズムも整えることができて一石二鳥です。

寝る前に「まっくらストレッチ」をしよう

眠る前には、休むモードの副交感神経活動が優位になるように切り替わりをサポートしましょう。

普段運動不足だけと、忙しくて夜にしか運動できないという人も多いのではないでしょうか。そんな場合でも、夜運動をする意味を知っていれば、うまく活用することができます。

交感神経と副交感神経の切り替わりをスムーズにするために、副交感神経のことも少し詳しく知っておきましょう。

迷走神経という代表的な副交感神経があります。迷走神経は、延髄から伸びる第10脳神経であり、心臓や肺、内臓に分布しています。

心臓のペースメーカー細胞を支配して、心拍数を減少させたり、呼吸をゆっくりにする働きがあります。

筋肉をストレッチすると、交感神経が活発になり心拍数や血圧が上がります。すると、迷走神経の働きは抑制されて、さらに心拍数が上がります。

いったん「派手に」上げられた交感神経活動は、その後抑制されて、迷走神経によって心拍や呼吸がゆっくりになっていきます。

つまり、**眠る前にストレッチを行なうと、自律神経の反動がついて、よりリラックスした状態になる**のです。

ここで、さらに眠るためのストレッチの効果を高めることを追加してみましょう。それは照明を消すことです。

交感神経活動は、明るい光を浴びたり、テレビなどの画面を見ても高まります。

そこで、これから急激にリラックスの波を起こそうとストレッチをするならば、ストレッチ中は、テレビなどの画面を消し、部屋の照明も消して真っ暗にしてみましょう。

ストレッチは何かを見なくてもできるので、真っ暗でも大丈夫です。ストレッチ後に横になると、真っ暗な中で交感神経が急激に抑制されていくのが体感できるはずです。

なぜ、できる人ほど忙しくてもジムに行くのか？

運動だけではなく、仕事などの知的作業で頭を使っても、やはり交感神経活動は高まります。この場合は、脳の中でその作業を担当する部位だけが局所的に血流が高まります。

これは、私たちが知的作業に集中するために必要なことですが、活動がいき過ぎれば脳血管に負担がかかってしまいます。

仕事で高ぶった交感神経活動を、さらに高ぶらせると抑制されて落ち着く、ということは、私たちの経験上あまりピンときません。

仕事をし続ければ、初めてその仕事を始めたときに比べて、緊張も過度に集中することもなく行なえるようになるので、この点では、交感神経活動が繰り返し高められたので抑制されたということだと考えられます。

休み明けで仕事に戻ると、最初はエンジンがかからない感じがするものですが、２、

3日経つとだんだん仕事モードに戻ってくるという経験も、交感神経が繰り返し使われていることで過度な脳血流の増加が防がれていることによります。

しかし、現実の仕事場面では、仕事に慣れればさらに次の仕事が待ち受けていて、自分の能力以上のことを求められることもしばしばあります。

能力以上の仕事をこなせば、それだけ成長しますが、もう一段上のレベルの仕事を任せられることになります。

こうなると、慢性的に新しい仕事にチャレンジしている状況になり、交感神経が抑制される暇がありません。

これが脳の疲労になり、過度なストレスとなるのです。

仕事が忙しい人ほど、限られた時間でジムに通ったりランニングをする傾向がありますs。**これは無意識に、仕事で高まり続ける交感神経活動を、運動によって派手に高めて抑制させているのです。**

運動は、自らの裁量で行なうことですし、やった分だけ体は変わり結果が得られます。他人に振り回される仕事に対して、運動は交感神経活動を調整しやすいのです。

忙しさで運動の強さを調整しよう

脳の栄養であるＢＤＮＦを増やすためには、低強度の運動が最適だということはお話ししました。

低強度の運動では、心拍数が上がります。これは、副交感神経である迷走神経の活動が抑制されたからであって、この時点では、交感神経活動が活発になる状態にはいたっていません。

交感神経活動を活発にすることなく、副交感神経を抑制する。

つまり、**休んでいる体を目覚めさせるけれど、負荷はかけない。これが、脳の栄養を増やす運動**です。

◉低強度の運動と高強度の運動の意味

先ほどからお話ししている、交感神経活動を派手に高める方法は、これとは目的が異なります。

慢性的に忙しい仕事をしていて、交感神経活動が高ぶりっぱなしという人にとっては、まずはその振り幅をしっかり鎮めるところまでもってくることが先決です。

そのために、派手に運動をしてホメオスタシスの働きを利用するのです。

忙しいときには、しっかりと運動で汗を流す。

それほど忙しくないときには、低強度の運動で脳の栄養を増やす。これが、運動による自律神経のうまいサポートの仕方なのです。

交感神経の上がり過ぎはこの2つでチェック可能

運動による自律神経のサポート方法がわかったところで、今の自分の自律神経活動をチェックできるポイントを知っておきましょう。

◉食いしばり

あなたは今、口を閉じていると思いますが、そのときに歯も噛み合っていませんか。人間本来の姿勢では、口（くちびる）は閉じていても歯は噛み合っていないはずです。

笑うときに、口角が下がったり、口をぎゅっとすぼめることがありませんか。

無意識に食いしばりが出ているときには、交感神経の活動が過剰になっています。

食いしばりはある程度意識的に直すことができます。

「口を閉じる＝歯を食いしばる」という結びつきで記憶されているのを、「口を閉じる＝歯は噛まない」とすり替えるのです。

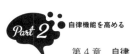

足を組むクセを直すような感覚で、脳の中のあごの位置が正しくイメージできるように試してみましょう。

昼間に食いしばっているときは、夜間睡眠中にも食いしばったり、歯ぎしりをしている可能性も高いものです。

睡眠中には血圧が下がるはずなのですが、交感神経の働きが保たれたまま眠っていると、夜間にも血圧が下がらない夜間高血圧になることもあります。

これは自分では気づかないのですが、睡眠中に食いしばっているとマイクロアローザルといって脳波上の短い覚醒《かくせい》が起こってしまいます。

マイクロアローザルが起こると、熟眠感が得られず昼間に眠くなります。自覚的にはたっぷり眠っているはずなのに昼間に眠い。こんなことがあったら、食いしばっている可能性があります。

そんなときは、1週間カフェインレスにしてみましょう。もし、眠気覚ましにカフェインを飲む習慣があったら、そのカフェインが睡眠中の歯ぎしりを増強して昼間の眠気を生み出しています。

コーヒーやお茶、栄養ドリンクやタブレットなど、机の上にカフェインを置いている人は、１週間だけでいいのでカフェインレスにチャレンジしてみてください。

昼間の眠気が少し楽になることがわかったら、好きで飲むカフェインと習慣的に飲むカフェインを分けて、習慣的に飲むことを避けられるようになります。

◉ねばねばした汗をかく

交感神経が過剰になっているときには、運動をしているわけでもないのに汗をかきます。

しかも、その汗はサラサラしたものではなく、ねばねば体に張りつくような汗です。汗をかいているのは、急発進によってエネルギー源のＡＴＰがつくられ過ぎたサインです。

需要を超えて供給されたエネルギーを逃がす作用なのですが、交感神経が働いていて体液にムチンが増えてねばねばしているのです。

エコドライブでは、急発進で熱くなってしまうことはありません。

ポイントは背中の脂肪組織にあります。ミトコンドリアが多く含まれる褐色脂肪組織は、背中に主に見られます。

褐色脂肪組織は、たとえば冬眠する動物が冬眠から目覚めるときに体温を上昇させる役割を持っています。

ぶるぶる震えたり体を動かさなくても体温を高めることができるので、人間では赤ちゃんに多く、成人では背中に多く配置されます。

さて、私たちの日常作業は、とにかく体をかがめて体の前を使うことが多いものです。

人間の体は船のマストのように、一本の支柱を両側から引っ張っているような構造です。

体の前側ばかり使っていると、褐色脂肪組織が産生する熱が減り、それを補うために、糖分が燃やされます。もう使われなくなった解糖系がガンガン使われて、負担がかかります。

おまけに、ミトコンドリアが少なく脂肪分が多い白色脂肪組織が増えるので、体型が乱れて体重が増えていきます。

そこで、褐色脂肪組織がしっかり機能するように、背中を使うことを意識しましょう。

たとえば、仕事をする机としてスタンディングテーブルを採用する企業が増えてきています。

立ち姿勢では、イスに座る姿勢に比べてお腹側と背中側が均等に使われます。

立ち姿勢をするときは、次のポイントを押さえておくと、立っているだけで低強度の運動ができます。

まず、両肩を耳に近づけて後ろに引きストンッと降ろします。

次に、肛門をしめます。

そのまま両かかとの内側に体重を乗せます。

すると、顔は自然に前を向き、歯は食いしばっていないはずです。

この姿勢を横から見ると、耳の下に肩がきています。腹筋と背筋が均等に使われている感じで、首や肩に余分な力は入りません。

信号待ちや電車を待っている間など、ちょっと立っている時間で基本姿勢をつくることができるので、ぜひやってみてください。

1年を通してハイパフォーマンスを実現する「季節の変化を乗り切る」技

この章も終わりに差しかかりましたので、自律神経を見るスパンを長くして、1年を通した変化を見ていきましょう。

「季節の変わり目には体調を崩しやすい」

こうよく言いますが、そう投げやりに片づけてしまわずに、その仕組みを知ってしっかりと対策を立てておきましょう。

自律神経は、季節によっても変化します。1年を通してハイパフォーマンスでいるためには、季節の移り変わりをしなやかに乗り切る技が必要です。

日本のように北半球に住んでいれば、春から夏にかけては、副交感神経の活動が活発になります。

すると、仕事でも家事でも瞬発力が出にくくなり、ダラダラしがちになります。

運動不足になり、甘いものが無性に欲しくなるので、体重が増えやすくなる季節でもあるので注意が必要です。

◉五月病を防止し、やる気を生み出す

春に差しかかったところで副交感神経活動が過剰になり過ぎて、やる気が出なくなることがあり、これは、五月病として知られています。

そこでこの季節には、意識的に運動をすることを心がけてみましょう。

低強度の運動で副交感神経を抑制させれば、やる気がなくなることを防げます。

運動は低強度でいいので、家事や散歩など日常的に動くことを大切にし、休日に基本的な運動が損なわれないように注意しておけば大丈夫です。

「体がかゆい」は運動をするべきサイン

実は、**副交感神経活動が活発になり過ぎると、体がかゆくなります。**春ごろに、体のかゆみを訴える人が多いのはこのせいです。白血球に含まれるリンパ球が増え過ぎることが原因なのですが、運動せずにリラックスして過ごしていると、朝方やお風呂上がり、眠る前にお腹やひざの裏がかゆくなることがよくありませんか。もし、かゆみ止めを塗って対処していたら、ちょっと考え方を変えてみましょう。

体がかゆくなるほど副交感神経が過剰になってしまったら、そこは派手に運動をして交感神経を高めて、副交感神経をしっかりと抑制しましょう。

ランニングや自転車、屋外での運動に抵抗があったら、簡単な筋トレやヨガ、ストレッチ体操を行なうのでも大丈夫です。運動したら、その日のお風呂上がりに体がかゆくなっていないかをチェックしてみましょう。「かゆくない」などと、運動とかゆみの因果関係が実感できれば、かゆみが自分の自律神経の状態を知るサインとなります。

窓から1メートル以内に〝移動する〟だけでもコンディションは整う

秋から冬になると、気温が低下して交感神経の活動が活発になります。

瞬発力が発揮できるようになり、仕事も家事も熱中することができます。

一方で、イライラしたり、怒りっぽくなったり、落ち込みやすくなることがあります。

また、細胞を酸化させる活性酸素が増えがちになり、肌が荒れやすくなります。秋ごろから、炭水化物を食べ過ぎたり、気分が落ち込んでしまうことがあるのですが、これは冬季うつとして知られています。

この季節には、首や仙骨を冷やさないように心がけてみましょう。

春と秋、自律神経が変化する時期をしなやかに乗り切るための方法をご紹介します。

それは、とても基本的なのですが重要なこと。

目覚めたら、窓から１メートル以内に入るために移動することです。

私たちの脳は、日照時間の変化で季節の変化を感知しています。

日が長くなったり短くなったりすることで、その約2カ月後の気温の上昇や低下にそなえて、甲状腺刺激ホルモンなどの分泌を決めて体の準備をするのです。

朝、目覚めたときに脳に光を届けると、その16時間後に脳が眠くなるリズムをつくることができます。

そのため、質のよい睡眠には欠かせない行為ですが、同時に、今の季節を体に知らせて、次の季節への準備を始めてもらう合図にもなっています。

夏と冬の終わりごろに当たる9月と3月には、特に意識して、起きたら動き、脳に光を届けるようにしてみましょう。

日本には、3月と9月に睡眠の日が制定されています。3月18日と、9月3日です。この日をきっかけに、脳に光を届ける習慣をつくってみてもいいでしょう。

Part 2 自律機能を高める

第5章 呼吸は脳と体のコンディションを整えるための重大な運動

仕事・勉強の成果を上げ、感情も整える〝3つの呼吸〟

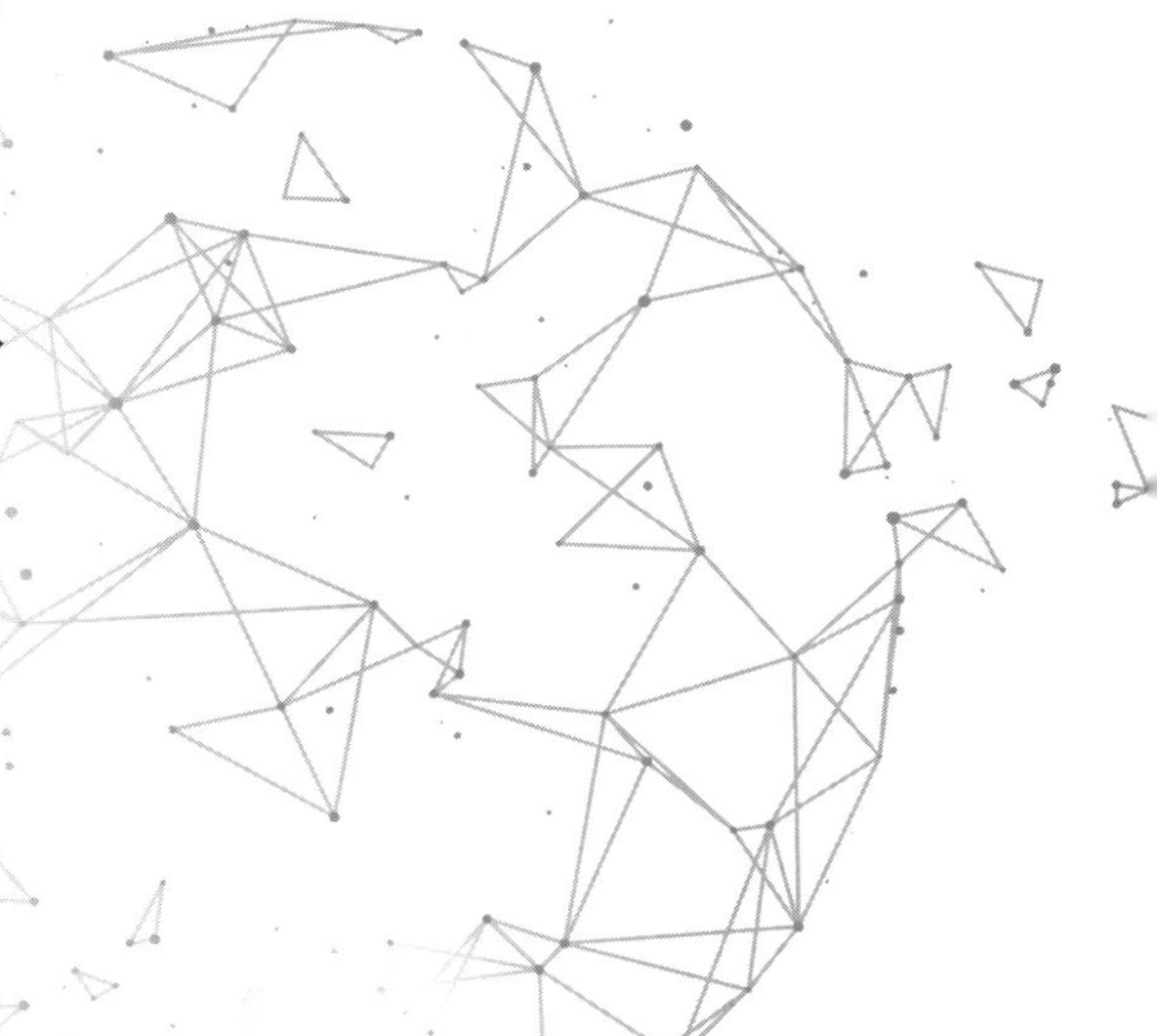

呼吸は「生命維持」のための大切な運動

オフィスにいると、どこからともなく聞こえてくる咳払《せきばら》い、鼻水をすする音。

厚生労働省調査で、働く人たちの体調不良の第3位、第4位に入るのが、鼻とのどのトラブルです（ちなみに1位、2位は肩こり、腰痛です）。

いつも咳をしている、鼻水をすすっている、風邪をひきやすい、ということはありませんか？　これらに共通することは、呼吸。

しかし、呼吸は、自動的に行なわれる現象なので、私たちは「運動をしている」という自覚がありません。

呼吸も筋肉が行なう運動であり、私たちの脳の働きと深く関係しています。

呼吸は、体内に酸素を運び、二酸化炭素を排出するという生命維持の運動です。

この運動は、生きるために無意識で行なわれるものと、声を出したり深呼吸をするなど、意識的に行なわれるものがあります。私たちがしっかり能力を発揮するには、無意識で行なわれる呼吸を安定させて、意識的に行なう呼吸を有効に活用することが、基礎であり、またそれは、上手下手が分かれる技術でもあります。

呼吸を介して、しっかり脳の働きを高めていきましょう。

◉呼吸モードと会話モードの呼吸

私たちの呼吸を担当する脳は、首のあたりにある延髄《えんずい》です。中でも腕傍核《わんぼうかく》という部位は、「吸息オフスイッチ」と呼ばれていて、無意識の「呼吸モード」と意識的な「会話モード」の呼吸」の切り替えを行なっています。

この腕傍核は、味覚、胃や腸の内臓からの情報、体温、体に害を与える情報などを受け取り、自律神経を適宜調整しています。

たとえば、まずいものを食べるととっさに息を吐いたり、タンスの角に足をぶつけると急に息を吸って止めるという具合です。

つまり、私たちの普段の生活では、必要なときは「会話モード」が発動し、それ以外は「呼吸モード」が働いているということです。

特に、なんらかの害を受けたときに、適宜呼吸が調整される仕組みになっています。

ですが、この「会話モード」と「呼吸モード」の調整がミスマッチになってしまうことがあります。

会話をしているわけでもなくパソコンに向かっているのに、浅い呼吸である「会話モードの呼吸」になってしまう。

打ち合わせやプレゼンテーションのように、呼吸を浅くしてテンポよく話さなければならないときに「呼吸モード」になっていて会話の波に乗れない。

こうなると、私たちの持てる能力を発揮することができなくなってしまいます。

逆に、呼吸のモードがうまく切り替われば、私たちは場面に適して脳を働かせることができるのです。

自律神経と同じく、呼吸も自動的な働きに任せず、自ら誘導するように仕向けていきましょう。

運動としての呼吸――脳にとって呼吸は3種類ある

ここで、呼吸について整理しておきましょう。**私たちの肺は、副交感神経である迷走神経と、首と胸の脊髄から発した交感神経によって、微妙にバランスをとってコントロールされています。**私たちの呼吸は、３つの種類に分かれています。

①代謝性呼吸（脊髄で制御されている）

代謝性呼吸とは、自分では制御できない不随意（自動的）な呼吸です。その名の通り、体内で代謝活動をするための呼吸で、いわば私たちが生きるためにしている呼吸です。

代謝性呼吸をうまく扱うには、運動が役立ちます。

ランニングなどの有酸素運動をすると、代謝性呼吸が使われます。そして有酸素運動をするほど、これを使うほどに呼吸機能は高まります。しかし、呼吸はたくさんのエネルギーを消費する活動です。有酸素運動をし過ぎると、酸素を使ってエネルギーをつくるミトコンドリアの機能が下がってしまいます。

効率よくエネルギーをつくることが重要で、筋力トレーニングでミトコンドリアを増やすことができれば、エネルギーをつくる力が増えます。そこで、有酸素運動と筋力トレーニングはセットで行なうことが理想です。ウォーキングの習慣があるなら、出かける前に少しだけ筋トレをする、という具合に、ついでに足すことができるといいでしょう。

順番は、筋トレが先で有酸素運動が後。これが理想です。

運動をしているのに疲れやすい、という人は、「筋トレ→有酸素運動」でミトコンドリアを増やし、エネルギーが失われ過ぎるのを防いでみましょう。

アスリートが代謝性呼吸自体の能力を高める方法として、高地トレーニングがあります。高地トレーニングの目標は、血液の中で酸素を運ぶ役割を担う赤血球を増加させて、酸素運搬能力を高めることです。週に約1％の赤血球（ヘモグロビン）濃度を増加させることができると考えられています。

②行動性呼吸（脊髄で制御されている）

行動性呼吸とは、「息を大きく吸おう」など、自分で制御することができる随意的な呼吸です。

たとえば、会話をしているときは、発声のテンポに合わせて息継ぎをするので、呼吸は代謝性呼吸が低下して、行動性呼吸のパターンになります。

この呼吸では二酸化炭素に対する反応が低下するので二酸化炭素の排泄量《はいせつりょう》が減り、話を終えると代謝性呼吸が亢進して換気が促されます。あなたも、ひとしきり話し終えたら一気に息を吸ったという経験があると思います。

ちなみに、頭の中で言葉をつぶやくだけの内言語《ないげんご》をしているときでも、実際に声を出して話をしているときと同じように代謝性呼吸が低下して、行動性呼吸になっています。実は、うつ病など精神疾患の人は呼吸が浅かったり、深呼吸ができにくいことがあります。ぐるぐる頭の中で考え事をしていて、それが度が過ぎると息苦しさを感じて疲れてしまう。これは、二酸化炭素を吐き出す量が減っているという現象です。

呼吸は、筋肉が行なう活動であり、筋肉が行なうからにはやはり鍛えることができます。二酸化炭素の排泄能力を高めることが、ぶつぶつ頭の中で悩んでしまうことの解消にもなるのです。

ゆっくりとした呼吸がエネルギーになる

呼吸を担う肺は、その中のすべての空気が喚気されているのかと思いきや、実はそうでもありません。

よく、ヨガなどでインストラクターが深呼吸を誘導するときに、「肺のすみずみまで空気が行き渡っているのをイメージして」と言います。

これは呼吸に集中させるためのセリフであって、実際には肺はすみずみまで空気が喚気されるつくりにはなっていません。

空気が通る管である気管《きかん》から、呼吸を担う小さな風船のような肺胞《はいほう》に行くまで、気道は23にも枝分かれしています。そのうち、最初の16までの枝分かれ部分が、外の空気が入り中の空気が出る通り道です。

この部分が、ぜんそくなどでよく耳にする気管支です。そこから先の7つの枝分かれが、実際に空気の交換が行なわれる呼吸部分になります。

この呼吸を担う部分の中で、もともと空気が入れ替わらない場所のことを死腔《しくう》と呼びます。

肺は、思いっきり空気を吐き切ったときの容量が2ℓです。

2ℓのペットボトルをイメージしてください。

そのうち、1回の呼吸で換気される新しい空気の量は350㎖です。2ℓのペットボトル中350㎖しか換気されないのです。意外に少ないと思いませんか?

呼吸が速くなると、肺に入る空気はさらに少なくなります。

1分間の換気量(空気が入れ替わった量)が同じだったとしても、1分に30回呼吸した速い呼吸では、1分に10回のゆっくり呼吸した場合に比べて、肺胞に空気は3分の1しか入りません。

速く呼吸をしているときは、空気が入れ替わらない死腔が増えて、ただ入口の気管支の空気が入れ替わっているだけなのです。

これでは二酸化炭素は吐き出せないし、酸素によってエネルギーをつくることもできません。

「口すぼめ呼吸」をする人は、仕事も勉強も好調に進む！

これを解消するために、まずは空気の通り道である気管支の仕組みをうまく利用して、呼吸を鍛えてみましょう。空気が通る管は、細くなるとその中の空気の圧力が上がり勢いがつきます。ちょうど、ホースで水を撒《ま》くときに、先の方を指でふさぐと勢いよく水が出るようなイメージです。

この原理で気管支の圧力を上げるために、「口すぼめ呼吸」をしてみましょう。呼吸は、「吸ってー吐いてー」と音頭をとられますが、実際は吐くほうが先です。

空気を吐き切ると、気管支内が陰圧になって、そこへ勢いよく空気が流れ込むとムダな力を入れることなくしっかり空気を吸うことができます。

呼吸の割合は7：3でやってみましょう。7秒使って息を吐き切ると、後は自然に空気が入るという感じです。空気を吐くときは、風船を膨らませるように口をすぼめて7秒しっかり使って吐き切ります。空気を吸うときは鼻から自然に吸いましょう。

繰り返して行なうと、普段の呼吸がかなり速く浅かったことに気づくはずです。

「呼吸力」がある人は横隔膜を７センチ下げている

呼吸を担う代表的な筋肉は、横隔膜です。私たちが、横隔膜の存在を意識するのは、しゃっくりをしたときです。横隔膜がけいれんした状態をしゃっくりと言います。

この横隔膜によって呼吸をするたびに肋骨《ろっこつ》が動くのですが、その動きを助けると、呼吸を鍛えることができます。

肋骨は、上から３番目までは息を吸ったときに前に上がる構造ですが、それより下は横や後ろに広がる構造になっています。

胸に手を当てて思いっきり息を吸うと手が持ち上がるように上に上がりますが、わき腹に手を当てて息を吸うと、横や後ろに広がるのがわかると思います。

一般に上の肋骨の動きを中心に使った場合は胸式呼吸、下の肋骨の動きを中心に使った場合は腹式呼吸と呼ばれます。胸式呼吸は浅い呼吸で、腹式呼吸は深い呼吸、というのはご存じだと思います。

呼吸が浅くなっているときは、この胸式呼吸が中心になっていて、横隔膜が上手に使われていません。そこで、横隔膜をしっかり使うように鍛えてみましょう。

横隔膜呼吸をするには、まず左手を胸の中央に当てて、右手をみぞおちの下くらいのお腹に当てます、息を吸うときに、上に上がろうとする肋骨を軽く左手で押さえて、横隔膜が上がるお腹を右手で押してみましょう。

しばらく繰り返すと、横隔膜をしっかり使った呼吸ができます。普段呼吸が浅い人は、胸に置いている左手が上に上がっていく感じがあると思います。

呼吸が浅くなると上に上に息を吸うことばかりが行なわれてしまい、気管支内の空気を入れ替えるだけになっています。

上に行こうとするのを下に鎮めるような感じで軽く押さえて、それに反して横隔膜をしっかり上に上げるようにサポートしてみましょう。

横隔膜がしっかり使われているときの肺を見てみましょう。次ページのイラストは、左が息を吐いたときで右のイラストは息を吸ったときです。

息を吸ったときは、すごく肺が大きくなるのがわかると思います。

呼吸と肺の動き

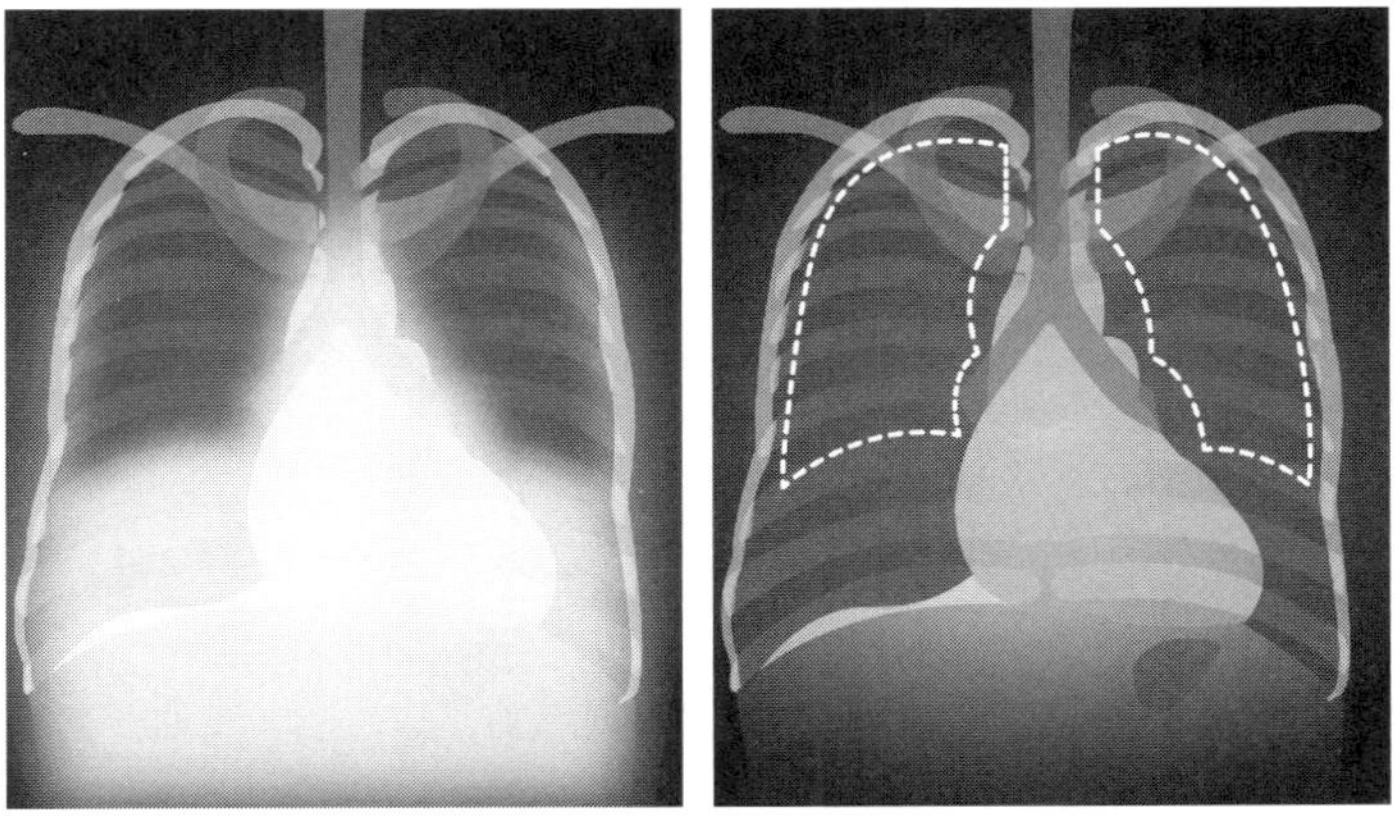

（左）息を吐いたときの肺の様子　（右）息を吸ったときの肺の様子
※点線は息を吐いたときの肺の大きさ

代謝性呼吸では、横隔膜の動きは1・5センチ程度下がりますが、行動性呼吸で横隔膜がしっかり使えていると7センチ程度下がります。

これは単純に筋肉の力なので、胸を上に上げてしまう浅い呼吸から、しっかりと横隔膜を使った呼吸ができるようにトレーニングしましょう。このイラストのように肺が大きくなることをイメージして取り組んでみてください。

ちなみに、呼吸が浅い人や不安になっている人に肺の絵を描いてもらうと、すごく小さく描かれます。小さく描くということは、その人の肺のイメージが小さいということです。脳の中でイメージされている肺が小さいと、それだけ空気が入りにくくなります。

イラストでは、肺は鎖骨より上に飛び出ています。自分の鎖骨を触ってみて、それより上からみぞおちの下まで肺があるというイメージをつくっておきましょう。

行動性呼吸は自分で行なえる運動なので、走るときのフォームや野球のバッティングなどと同じように、自分の体のつくりをよく知るとうまく動かすことができます。

スポーツでイメージトレーニングをするように、肺の大きさと肋骨の動きが脳内でイメージできると、呼吸はうまくできるようになるのです。

呼吸の筋トレで〝不調知らずの自分〟をつくる

この章の冒頭にお話ししたように、オフィスワーカーには、咳や鼻づまりがとても多いのです。

これは、パソコン作業で、実運動を伴わず交感神経が高められ続けていることの表れでもあります。

もし、あなたが体を動かさずに交感神経活動を高め続けるお仕事をしていたら、そのバランスをとるために呼吸の筋トレをしよう、と考えてみましょう。

◉咳、鼻すすりをしているときの気道

咳や鼻すすりをしているときは、気道に痰《たん》がへばりついて気道が狭くなっています。

この痰を気管支の圧力を使ってしっかり外に出すと、呼吸の道は広く通りやすくなります。

呼吸を鍛える呼吸リハビリテーションでは、仰向けになっている患者さんが座っただけで、咳込んで痰のかたまりが出ることがあります。

これは、重力によって横隔膜が引き下げられて、肺が陽圧になり、勢いよく気道の中を空気が通ることで、気道内にへばりついていた痰が外に出た、ということです。

もしかしたらあなたも、朝起きたら咳ばらいをしているかもしれません。その場合は、気道に痰がへばりついているということです。

口すぼめ呼吸と横隔膜呼吸をすると、咳ばらいをしたときにごろっと痰が出ることがあります。

これは、気管支の圧力を使ってへばりついていた痰をはがせたということなのです。

痰は雑菌のかたまりです。体温は37℃なので高温です。

気管支に痰がへばりついているということは、たとえるなら、真夏の締め切った部屋に食べ残しを置きっ放しにした状態です。

どんどん雑菌が繁殖していくのが想像できると思います。これが、自分の気管支内で起こっていると考えると恐ろしいものです。いつでも風邪をひいてしまいそうです。

定期的に、気管支のクリアランスを行なっておきましょう。

「前かがみ横向き」で睡眠中でも呼吸力を鍛えられる

私たちのパフォーマンスに影響するのは、昼間の呼吸だけではありません。当然ですが、呼吸は夜眠っている間も休むことがありません。この眠っている間の呼吸にトラブルが生じることもあります。夜間睡眠中に呼吸が止まってしまうことは、睡眠時無呼吸症候群としてよく知られるようになりました。

睡眠中に舌の筋肉がのどの奥に落ち込んでしまい気道がふさがれてしまうことを閉塞《へいそくせい》性睡眠時無呼吸症候群と言います。これもまた、呼吸のトレーニングによって改善させることができます。

睡眠中には、行動性呼吸、つまり意識的に呼吸をする機能が低下するので呼吸が止まりやすくなります。

睡眠中に呼吸が止まると、マイクロアローザルといって、ごく短い時間の脳波上の覚醒が起こり、ぶつぶつ途切れた睡眠になります。

本人は目覚めた感覚がないので、たくさん眠っているはずなのに昼間に強い眠気をもよおします。

これが、仕事の妨げになり、職業ドライバーなどは眠気によって仕事自体を続けていくことが難しくなってしまうことがあります。

この睡眠時無呼吸症候群には、C－PAPという人工呼吸器をつけて眠る対応がなされます。空気を一方的に送り込むことによってその空気の圧力で、気道を広げて呼吸が止まるのを防ぐのです。ただし、C－PAPは対処でしかないので、永遠につけて眠ることを続けなければなりません。

そこで、もっと根本的な解決をするには、**自前の筋肉で呼吸ができるように呼吸筋を鍛えることが必要です**。それには、先ほどの肋骨の動きが関係します。

通常、仰向け寝の場合は、背中側の肋骨の動きを止めている姿勢なので、腹式呼吸を担う下側の肋骨を動きにくくして、胸式呼吸を担う上側の肋骨を中心に使っています。これでは、深く呼吸はできません。さらに、重力の影響で舌がのどに下がりやすいので、気道もふさがれてしまいます。

そこで、腹式呼吸の肋骨の動きを中心に使える姿勢で眠り始めます。この姿勢は、前傾側臥位《ぜんけいそくがい》と言います。前かがみの横向き姿勢です。

この寝姿勢をつくってみましょう。枕を2つ用意します。顔を左右どちらかに向けてひとつ目の枕の端に乗せてうつ伏せになります。

顔を向いた側の手を曲げて顔の前あたりに置き、反対の手を体にそわせるようにして伸ばします。

手を曲げた側の胸の下に隙間《すきま》ができるので、ここにもうひとつの枕かクッションを入れます。

これでできあがりです。眠り始めにこの姿勢から眠ると、30分から90分程度で寝返りをするので、目覚めたときは普段通りの仰向けです。

眠りは最初の90分が最も深く、このタイミングで充分な呼吸量を確保して深く眠ることができれば、その後のいびきや無呼吸はかなり防げます。

この姿勢で眠るときには、ひとつだけ注意点があります。呼吸筋が動きを学習するのに4日かかるということです。

もともと仰向け寝の人がこの眠り方をすると、最初は胸式呼吸を中心に使おうとするので、首や肩が痛かったり、息苦しく感じることがあります。

しかし、4日から14日続けていると、呼吸筋の動きが学習されて腹式呼吸になります。その後、元の仰向け寝で眠ると、今度はこの姿勢のほうが息苦しく感じるようになります。

眠る姿勢を変えるというより、呼吸筋の動きを変えるということなので、脳が筋肉の動きを学習するまでの猶予期間として4日以上試すことを条件にしてください。

この前傾側臥位は、もともと寝たきりの患者さんの呼吸管理のために行なわれている方法ですが、現在は、無呼吸の対策として応用されています。

この前傾側臥位が自然にできるように開発された、「眠気スッキリ枕」（眠プラス：小栗株式会社）という枕があります。「眠気スッキリ枕」と検索すると、YouTubeで先ほどの眠り姿勢を動画で確認することができるので、チェックしてみてください。

重力を利用して睡眠中に呼吸のエクササイズができれば、睡眠の質を向上させることもちろんですが、昼間の眠気も軽減できパフォーマンスを上げることができます。

睡眠中の時間を有効活用して、呼吸筋を鍛えていきましょう。

感情に振り回されない人の「第3の呼吸」

◉情動性呼吸（大脳で制御されている）

先ほど、呼吸には３つの種類があるとお話ししましたが、**情動性呼吸が３つ目の呼吸になります。**

自分で制御することができない不随意な呼吸で、これが心の動きに直結しています。不安なときに呼吸が速く浅くなるのは、この情動性呼吸のパターンです。

情動性呼吸を制御している脳の部位は、大脳の中の扁桃体《へんとうたい》という部位です。

扁桃体とは、扁桃、つまりアーモンドのような形をしていて、なんらかの刺激が快なのか不快なのかを判断する役割を担っています。扁桃体が不快な刺激を発見して活発になれば、情動性呼吸の速く浅い呼吸になります。

ここで、ひとつ疑問点について考えてみましょう。

私たちは、不安になるから呼吸が速くなるのでしょうか。それとも、呼吸が速くなると不安な気持ちになるのでしょうか。

呼吸のような体の反応のことを、「情動」と言います。それに対して、不安のような心の動きを「感情」と言います。

情動と感情、どちらが先なのでしょう。

理屈っぽいと思うかもしれませんが、これは、私たちが感情に振り回されずにしっかり力を発揮するためには大事な疑問点です。

不安になってから呼吸が浅くなるならば、不安を解消するにはその不安を生み出している原因を取り除かないといけません。

しかし、呼吸が浅くなってから不安になるという順番ならば、呼吸さえうまくコントロールすれば（正確には自分の呼吸の動きを観察できれば）、どんな場面でも不安を解消できることになります。

この疑問の答えは、情動が先、感情が後です。私たちは、速く浅い呼吸になってから不安な感情を抱いていると考えられています。

実は、私たちの脳では、特に不快ではなくても、扁桃体が活発になると情動性呼吸になり、その呼吸の速さによって感情がつくられるのです。

私は以前、てんかんという症候群の治療を専門にしている病院に勤務していました。てんかんは、大脳の特定の部位が変性して、その部位が異常な働きをして、てんかん発作を引き起こします。

患者さんの中には、扁桃体にてんかん発作の原因がある人がいました。その人がてんかん発作になるときは、扁桃体が過剰に活発になるので呼吸や心拍が速くなります。

このとき患者さんは、「怖い怖い」と不安を訴えられていました。現実に怖くなるようなことは起こっていないのですが、この患者さんは、速く浅い呼吸になったことで不安な気持ちになったのです。

「不安」という感情をつくるためには、速く浅い呼吸が必要なのです。私たちは、自分がそんな呼吸をしていることによって、不安だと感じています。

私たちはこのことと反対の現象を、深呼吸をしたら気持ちがラクになった、ということで経験しています。

呼吸が深くゆっくりになれば、不安な気持ちは鎮まります。そこで、感情に振り回されない脳をつくるために、呼吸をコントロールすればいいのです。

呼吸は〝コントロール〟より「観察」が大事

情動性呼吸の呼吸は、自分では調整できない自動的なものだとお話ししました。では、そんな自動的な呼吸をどうやってコントロールすればよいのでしょうか。

人間の自律機能は、**それを観察することができれば安定するという特徴**があります。

わかりやすい例では、血圧が高い人が血圧を測り続けていると、血圧が下がってくることがあります。

自律機能は自動的なので、意識の中では何が起こっているのかよくわかっていません。

そのよくわからない働きを観察できると、過剰な働きは治まります。

◉マインドフルネス的視点を持つ

誰もが、こんな経験をしたことがあると思います。

スピーチをするために人前に立ったら、呼吸が浅く、手は冷たく汗ばんでいる。そのことに気づくと一気に緊張してきて、ますます呼吸は浅くなり頭は真っ白になってしまう。

気づかないうちに勝手に体に変化が起こっていると、その変化の結果だけに気づいたときに、

「なんだこれは？　自分の体はどうなっているんだ？」

と不安になり、その不安がまた呼吸を速くするのです。

呼吸を扱うには、無理にコントロールしようとせず、また速い、遅いと変化した結果だけに注目するのでもなく、ただ呼吸の動きを観察することが重要です。

これは、マインドフルネスで用いられる呼吸の使い方でご存じの人も多いと思います。

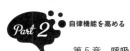

呼吸を観察するシンプルな方法とは？

ここで、簡単に呼吸の観察の仕方をご紹介します。

まずはイスに座った状態から、体を左右に動かして座り直してまっすぐに座ります。

目を閉じて、自分の呼吸を観察します。

無理に深呼吸せず、吸って吐いての呼吸の動きを追いかけるような感じで観察してみましょう。

肺が膨らんだときは「ふくらみ」、しぼんだときは「しぼみ」と頭の中で唱えながら観察していきます。

呼吸を速めたりゆるめたりせず、速くなったら「ふくらみ」「しぼみ」とスパンを短く、ゆっくりになったらスパンを長く唱えて、ただありのままの呼吸を追いかけます。

続けていると、頭の中に考え事が出てきます。

そうしたら、「考え事」「戻ります」と唱えてまた呼吸の観察に戻ります。

浮かんだ考え事にラベルをつけて、そこから離れるようなイメージです。

力を抜こうとか、リラックスしようとか考えが出てきたら、それも「考え事」「戻ります」と唱えて戻ります。

頭の中に流れていく考えをそのまま傍観する感じで呼吸だけを追いかけていきましょう。

これを5分以上続けていくと、体の力は抜けて意識がすーっとクリアになっていきます。最後にまぶたの裏に注意を戻すようにしてゆっくり目を開けてみましょう。

いかがでしたか？　無理に深呼吸をしようとすると、リラックスすることが課題となり、リラックスできない自分にいら立ってしまうこともあります。

それに対して、ただ観察をしていくと、「うまくやらなきゃ」という感情に縛られていたことに気づくことでしょう。感情や雑念から離れていくことがうまくイメージ化されたら、仕事の休憩中や帰宅後、またはプレゼン前など、ちょっとした時間でも試してみましょう。

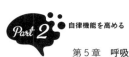

◉呼吸の観察は脳の神経回路を切り替えるということ

呼吸を観察していると、感情の乱れから離れることができ、頭の中の考えがまとまっていきます。

自然に集中力も高まり、落ち着いて作業に臨むことができます。これは、脳内で使われている神経回路を切り替えているのです。

私たちは情報化社会によって、とにかく常に何かに注意していることを迫られています。

本当に集中しなければならないことではなく、どうでもよいことにも目や耳を奪われて、脳が発揮できる集中エネルギーをムダに浪費しています。

このような環境の中でパフォーマンスを上げるには、呼吸や次の章で取り上げる目の動きなど、人間が持ち得る基本的な機能をうまく使って、脳がムダなものに注意したり、ムダなことを考えないようにすることを、技術として習得する必要があるのです。

Part 3 認知機能を高める

第6章

「アイデア」「集中」「コミュニケーション」は目の運動が決めている

知的作業を支える〝眼球運動〟とは?

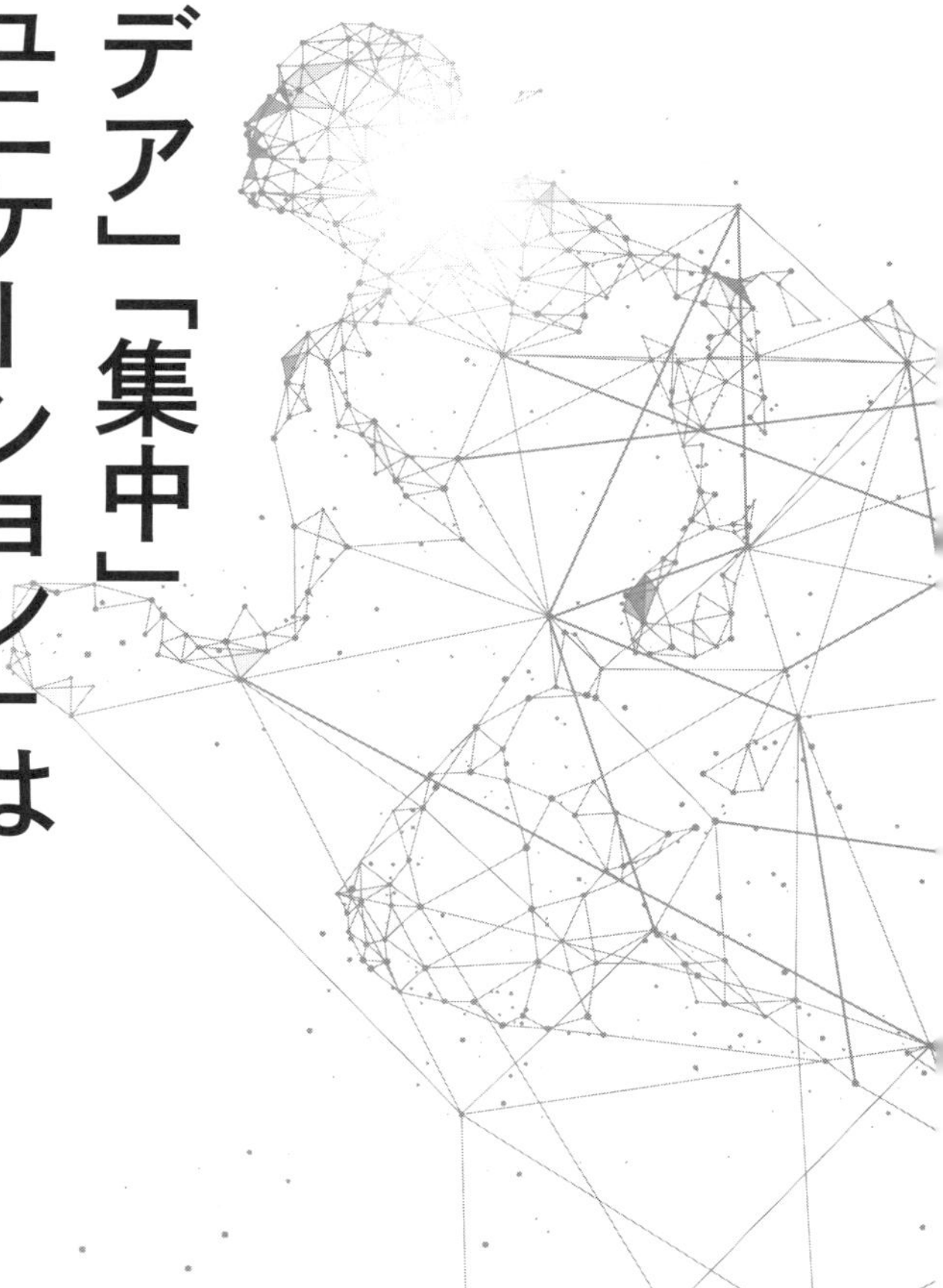

脳の力を高めるために外せない「目」の運動

この章では、目の運動についてお話ししていきます。

目は絶えずキョロキョロと動かしているわりには、あらためてそれを「運動」と捉えたことがない人も多いことでしょう。しかし、私たちの脳の働きである認知機能と目の運動は密接に関係していて、古くから研究されてきました。

私たちの脳は、外の世界から刺激を受け、感覚を通して情報を受け取り、その情報を処理して、運動として世界に働きかける。このように自分と世界との関係をつくっています。その感覚の中で、最も複雑で優れた情報システムが視覚です。

視覚は感覚機能のひとつだと考えられがちですが、実は運動機能でもあります。目の動きによって、何を見るかを決める。当然ですが、**目の動きそのものが、脳の働き、つまり集中力や記憶力、ひらめき力などにかなり影響を与えているのです。**

ここでは、目の運動を有効に活用することで、脳の働きを高める方法をご紹介します。

集中できなくなっているサインとは？

仕事で高い集中力を発揮するために、みんな多くの工夫をしています。

デスクにムダな物を置かない、作業中にメールを見ない、静かな所や、あえてカフェなどざわついている所で作業する……。

あなたにも、自分なりに集中を高める方法があると思います。

では、自分が集中できなくなってきたことは、どうやって気づくのでしょうか。

一番わかりやすいのが「眠気」です。眠くなってきたから集中できていない、これはわかりやすいサインです。

◉早い段階で気づけると戻りやすい

では、もう少し前の段階で気づくことはないでしょうか。

たとえば、読んでいる文章が頭に入ってこない、同じ行を2回読んでしまう、ＰＣ

のキータッチのミスを数回繰り返すということで「はかどらない」と感じる人もいるかもしれません。

脳が集中できなくなっていくにはいくつかの段階があります。

その段階のうち、**できるだけ早い段階で「自分が集中できていない」ことに気づくことができれば、少しの対処ですぐに集中する状態に戻ることができます。**

逆に、はかどらないのに無理やりテンションを上げて粘った挙句に居眠りしてしまうというように、自分の限界がくるまで放置していると、次に集中した状態に戻すのが大変になってしまいます。これまで、はかどらないのにぐずぐず粘って「今日1日何もできなかった」という日もあれば、はかどらなくてあっさり作業をやめてしまったら、再開したときに案外すんなり集中できた、という日もあったでしょう。それが偶然や気分で決まるようでは、安定して力を発揮できません。

高い集中力を維持するためには、脳が集中できなくなっていく段階を知り、そのサインにできるだけ早い段階で気づくことが重要なのです。ここでは、再現性のある集中力をつくってみましょう。

マイクロサッケードを防げば残業がなくなる!?

脳の集中力が低下すると、最初に起こる現象は「マイクロサッケード」です。サッケードとは、急速に眼球が動くことです。それが、ごく短く瞬間的に起こるのがマイクロサッケードです。

自分は仕事の資料に集中しているつもりでも、眼球が勝手にピッと関係ない方向に動いてしまう。すると、今の作業とは関係ない物が目に入ります。たとえば、車の運転中に目に入る看板が気になるとか、デスクで作業しているときに隣の人のデスクに置いてある書類が気になるという感じです。

眼球が自分の意識とは無関係に動いて物をキャッチしてしまったので、それが気になる。自覚的には「気が散る」という感じが近いと思います。

私は、企業を対象に「睡眠マネジメント」研修を行なっていますが、この研修で脳の働きと目の動きの関係を示す興味深い結果が得られます。社員の人々が、研修後に実践して睡眠が改善してくると、残業が減ります。

仕事のやり方や量は変わっていないのに、効率よく眠れるようになると残業が減る。どうしてこのようなことが起こるのかというと、これにマイクロサッケードが関係しています。

睡眠がしっかりとれると、昼間の脳がしっかり目覚めます。しっかり目覚めた脳で仕事に臨んでいれば、マイクロサッケードが起こらない。

ちらちらと余計な情報が脳に届けられることがないので、当然、**目の前の仕事をひとつずつ確実にこなすことができます。その結果として残業が減る**のです。

反対に、睡眠不足で仕事をしていると、このマイクロサッケードが頻繁に起こります。するど、目の前に取り組んでいる仕事があるのに、他の仕事に少し手をつけたり、メールがきたことが目に入るとそのメールに返信したり、調べものをする、ということになります。

眼球がキャッチしてしまった情報に振り回されて、一つひとつの仕事が完結しなくなってしまいます。これが、残業が減らない原因のひとつなのです。

このことを実験で確認してみると、マイクロサッケードの様子が明確にわかります。

脳の働きが原因で集中力が続かないてんかんの患者さんに、資料の中からあるマークを探し出す課題をやってもらいます。

すると、目線はあちこちに飛んでしまい、飛んだ先で少し探しては、また戻り、戻ったかと思うとまた別の場所に飛んでそこで探す、というやり方を繰り返します。

普段よく眠れている人に同じ作業をしてもらうと、目線が移動することはほとんどなく、先ほどの患者さんが4分かかる課題が1分で終わります。

これは極端な例ですが、同じ現象が私たちの仕事場面で起こっています。

このマイクロサッケードが起こったタイミングでは、眠気は感じていません。集中できないという感じも得ていません。ただ、自分の目が余計な動きをしているとか、関係ないものが目に入ったという感じです。

このタイミングで休憩をとることができれば、かなり早い対処です。効率よく、高い集中力を維持することができます。集中力はかなり高い状態を維持できるのです。

あなたに気づかせずに「あなたの脳が眠る」マイクロスリープ

マイクロサッケードの次の段階で起こるのが、マイクロスリープです。

私たちは仕事中に眠くなることがありますが、仕事中はその眠気をやり過ごせます。脳にとって眠気は、「それ以上働けないのでいったんシャットダウンしてメンテナンスをさせてください」という意味です。もう限界なので、作業を中止してくれという訴えです。しかし、私たちは、その訴えを退けて仕事を続けます。

すると「もうダメだ」と言ったのに無視された脳は、ある作戦に出ます。使っていない脳の一部を眠らせながら連続稼働させるのです。これがマイクロスリープという現象です。

マイクロスリープの長さは2〜7秒なので、自分が眠っていたという自覚は全くありません。しかし、50％以上の確率でなんらかのミスをしています。

たとえば、先ほどのように文章を読んでいて同じ行を2回読んでしまう、といったミスです。思っていることと違う単語を口走ってしまったり、ろれつが回らなくなったり、手にした物を落とすなど、ほんの些細なミスが起こります。

大きな事故になるようなことでもありませんし、自分しか気がつかないようなミスです。誰にもミスや集中力の低下はバレていません。しかしこのとき、脳は眠っているのです。

このマイクロスリープの段階で気づいて対処しても、かなり早い望ましい対処です。自分で気づくマイクロスリープのサインは、いつも同じです。

同じ行を2回読んでしまうことがあるか、と聞いて「あるある」と思った人は、このサインでマイクロスリープに気づけます。

企業研修で、自分にはどんなマイクロスリープのサインがあるか、とディスカッションをすると、参加者はそれぞれ気づいたサインを話されます。

そのサインにいつも注意しておき、サインが出たら後ほどお話しする計画仮眠をすると、事故件数が減るということが起こります。事故を防ぐというより、これから事故のリスクが高まるという脳からの知らせをしっかり聞いたことで、安定して確実な作業ができたということです。

あなたも、**自分のマイクロスリープのサインを振り返って見つけてみて、それを作業を中断する目安にしてパフォーマンスを管理しましょう。**

◉実際にエラーが起こるアクションスリップ

実際にミスによってトラブルが起こってしまうレベルのお話もしておきましょう。

頭で考えていることと別のことをしてしまうことを、アクションスリップと言います。たとえば、車の運転でブレーキを踏むつもりがアクセルを踏んでしまったり、仕事でスケジュールを間違えて伝えてしまうということです。些細なことでは、資料を添付し忘れて送信してしまうという経験があるかもしれません。

これは「ヒヤリ・ハット」の報告に上がることですし、この時点で対策を立てようとすると、指さし・声出し確認や注意を喚起する方法になってしまいます。

これはすでに後手を踏んでしまっているので、どれだけすばらしい対策を立てたとしても、前2つの段階で対処できていなければ、結局事故やミスはなくなりません。

さらにこの後起こるのが、居眠りです。これまで、居眠りをしてしまったことで作業がはかどらないと気づいていた人は、前3つの段階に気づかずに作業をしていたこ

脳が集中できなくなる段階とミスのレベル

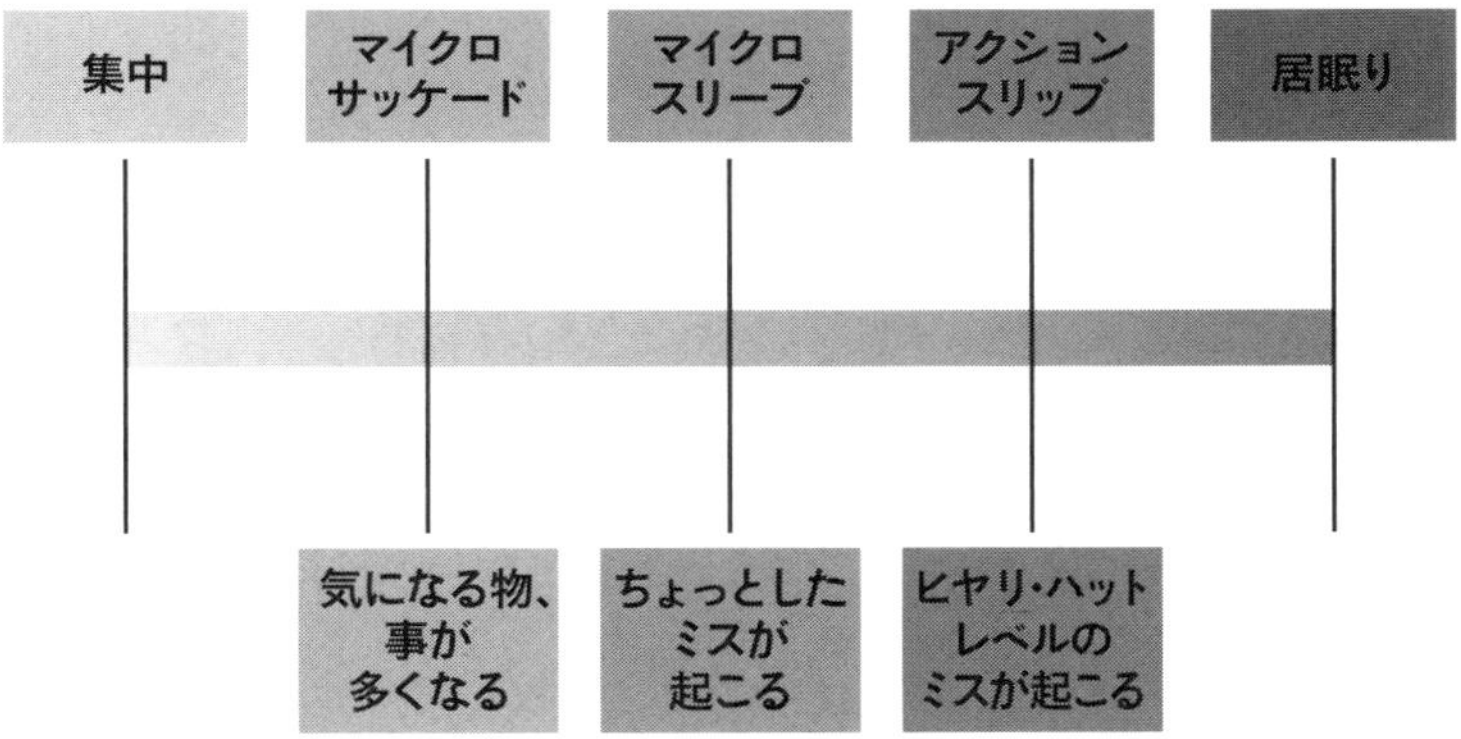

とになります。

よく「仕事中に居眠りをしない方法はありますか？」とご質問を受けますが、これでは対策が遅過ぎます。

マイクロサッケード、マイクロスリープの段階で手を打ちましょう。有効な対策は、次にお話しする計画仮眠です。

効率的に脳を休ませる計画仮眠4つのルール

脳は、視覚を遮断しないと休憩できない内臓です。目を開いている限りは、不要な映像でもどんどん取り込んで分析してしまいます。休憩をしていても、目を開いている限りは休憩になっていません。

そこで、**効率よく脳に休憩させる方法として、計画仮眠をしてみましょう。**仮眠という言葉を使っていますが、正確には脳波を変えるということです。

目を開けて作業しているときは、脳波はベータ波という速く振幅が少ない波ですが、目を閉じればアルファ波になります。

この状態をつくることが目的なので、自覚的に眠ったという感覚がなくても大丈夫です。

計画仮眠には、「①眠くなる前に仮眠する」「②時間の長さは1~30分まで」「③頭部を固定する」「④起きる時間を3回唱える」という4つのルールがあります。

①眠くなる前に仮眠する

眠気のピークで寝落ちするのではなく、あらかじめ眠くなる時間の前に計画的に目を閉じて、眠気を先に取り除きます。生体リズムの睡眠―覚醒リズムによって起床8時間後に眠くなるので、その2時間前の起床6時間後が仮眠の目安です。

眠くなる波がくる前にリズムを低下させて、そこから覚醒する波に速やかに移行させるイメージです。多くの人は、昼休みくらいの時間に当たると思います。

②時間の長さは1～30分まで

仮眠は、その時間の長さによって役割が異なります。

1～5分：スッキリした感覚をつくることはできますが、脳にたまった睡眠物質は分解されません。

6～15分：睡眠物質が分解され、作業効率が向上します。

30分以上：深い睡眠のデルタ波が出現し、夜の睡眠分を食いつぶしてしまいます。

よく最適な仮眠の長さは、大体10～20分と言われるのは、脳にたまった睡眠物質を分解し、作業効率を向上させることを指しています。

環境的に仮眠がとれなくても、目を閉じることができれば大丈夫です。目を閉じれば脳波はアルファ波になります。1分程度のちょっとしたひまでも、目を閉じて、効率的に脳を休めましょう。

③頭部を固定する

脳は重力に対して垂直になったままならば、深い睡眠に入ることができません。深い睡眠は夜にとっておかなければならないので、計画仮眠では座ったまま目を閉じてしまう。さらに、目覚めた後の脳をスッキリさせるために、ネックピローを使って頭部を固定しましょう。人間の頭部は、あごの関節を鎖骨に乗せるように首をクッションで支えると簡単に固定できます。頭がぐらぐらしなければ、不用意に深い睡眠に入り、夜の睡眠を阻害することはありません。

④起きる時間を3回唱える

「1分後に起きる」など、起きる時間を3回唱えて目を閉じると、起きる数秒前に心拍数が上がって、体が起きる準備をすることが明らかになっています。有効な仮眠は、ゴールを設定することが大切です。

この計画仮眠後にマイクロサッケードは治るので、再度、目の前の仕事に集中できるようになります。

ミスは〝この目の動き〟が引き金となっていた！

さて、これでしっかり目覚めて作業ができるようになりました。

次は、集中して確実に作業するための目の使い方を考えていきましょう。

仕事に集中できていても、なぜか初歩的なことを見落としてしまって後でサーッと顔が青ざめるという経験もあると思います。

なぜ、私たちは作業中に見落としをしてしまうのでしょうか。

それには、**眼球の運動と、脳の働きが関係しています。**

最初に、脳の働きについて説明します。

私たちの脳の働きは、大きく分けて２つの神経ネットワークによるものに分けられます。

ちょっとややこしい言葉が多く出てきますが、私たちの集中力や効率のよい仕事に大きく関係することなので、おつき合いください。

知的作業を支える〝情報収集モード〟と〝デフォルトモード〟をつなぐ運動

集中する、という言葉は日常でよく使いますが、集中しているときに使われている脳の中をのぞいてみましょう。

私たちが仕事や勉強に取り組んでいるときは、前頭葉背外側《はいがいそく》皮質と後部頭頂葉を中心に、脳の奥に帯状にある帯状回《たいじょうかい》の前部分、前部帯状回が働きます。

これらの部位が協同して働くことを実行系ネットワークと呼びます（遂行制御ネットワーク、ワーキングメモリーネットワーク、前頭―頭頂ネットワークなどの呼び方もあります）。

この実行系ネットワークの働きは、脳にとっては情報収集です。

脳が最適な命令を体に出すことができるように、各感覚を使って情報収集をしています。ここでは実行系ネットワークを「情報収集モード」と呼んでみます。

ただ、脳は情報収集をするだけでは、その情報を活かすことができません。脳内に入った情報は、目的に合わせて結び合わせたり、ストックするなど、まとめる作業をしてはじめて「使える情報」になります。この脳内の情報をまとめる作業は、全く別の脳の部位が担っています。

まとめ作業に関わる脳の働きは、デフォルトモードネットワークと呼ばれます。

前頭眼野や上部頭頂葉を中心にして、内側前頭前野、後部帯状回・楔前部《けつぜんぶ》、下部頭頂葉、外側側頭葉《がいそくそくとうよう》、海馬が関係しています。

デフォルトモードネットワークを、「まとめモード」としましょう。

脳がまとめモードのとき、私たちは他人から見るとぼんやりしているように見えます。

集中しているときには脳にとっては単なる情報収集で、ぼんやりして何も考えていないように見えるときこそ、脳は考えているのです。

この2つのネットワークは、どちらか一方が働いているときには、もう一方のネットワークの活動は抑制されています。

そして、どちらのネットワークが使われるかは、やじろべえのようにバランスを取りながら選ばれています。

トイレに行ったときにいいアイデアがわく理由

仕事に集中していて、ちょっと休憩しようとトイレに行き、その帰りに途中でいいアイデアがひらめいてまた仕事に戻る。こんな経験があると思います。

これは、２つのネットワークが絶妙に切り替わった例です。

実行系ネットワークで収集した情報を、トイレ休憩で歩いているときにデフォルトモードネットワークでまとめたことで、ひらめきが生まれて、再び実行系ネットワークに戻る。

このように自分の行動と脳のネットワークがうまく噛み合っていれば、私たちは仕事効率や作業の見落としに悩むことがありません。私たちを悩ませているのは、行動と脳のネットワークのミスマッチなのです。

仕事中にデフォルトモードネットワークが働いて、ぼんやり考え事をしてしまいなかなか作業がはかどらない。

そこでトイレに行こうと席を立ち、ついでにスマホを取り出してSNSをチェックする。ここで脳は実行系ネットワークを使います。

気分転換できたと思ってデスクに戻ると、先ほど休憩中に使われるはずだったデフォルトモードネットワークが、SNSを見ていて使われなかったので、その反動で働き出します。これではデスクで集中できずにぼんやりしてしまいます。すると脳内では直前に収集したSNSから得た情報をまとめ出します。

トイレ休憩をしてデスクに戻るという行動自体は先ほどの例と同じですが、脳の働きは真逆です。「なんかはかどらないな」と感じたときは、不適切な場面で実行系ネットワークを使用したことが原因です。

私たちが確実かつ効率的に仕事をするには、自分の行動と脳のネットワークをうまくマッチさせることが必要なのです。

そして、そのネットワークの選択は、私たちの目の動きがカギを握っています。

「焦点視」と「周辺視」が強制的に切り替わるときが落とし穴

私たちの目は、大きく2つの使い方があります。

ちょっと体験してみましょう。

右手の人差し指を出して「1」の形をつくり、その手を自分の目線の高さでまっすぐ伸ばしてみてください。

まずは、指の先端を見てみましょう。

指の先や爪がはっきり見えていて、その周辺の景色はぼやけて見えていると思います。これは、「焦点視《しょうてんし》」という目の使い方です。

では今度は、指も顔も動かさずに、指の周辺に焦点を合わせてみてください。

指の周辺の景色がはっきり見えていて、指の先端はぼやけて見えます。こちらは、「周辺視《しゅうへんし》」という目の使い方です。

焦点視を使っているときには脳は情報収集モードで、周辺視を使っているときには、まとめモードに切り替わります。

先ほど、脳のネットワークの選択は、やじろべえのような仕組みだとお話ししました。私たちの目の動きも、焦点視と周辺視がやじろべえのようにバランスをとっています。焦点視を使い過ぎると周辺視が使われて、周辺視が使われ過ぎると焦点視が使われる。これが自動的、強制的に切り替わるのです。

この強制的な切り替わりが、見落としを生み出します。

企業の事故防止研修で事故事例を検討すると、このことがよく表れています。ドライバーは居眠りをしているわけでもなく、標識を見ていないわけでもないのに標識に車をぶつけてしまう。居眠り事故でもなければ、よそ見運転もしていない。こうなると、「これからは気をつけて運転するように」という心構えしか対策がなくなってしまいます。

しかし、目の動きと脳のネットワークという視点から考えると、共通してみられることがあります。それは、事故の前の休憩中にスマホでSNSやゲームなどをしていることです。

ドライバーは休憩しようと車を止めます。運転に集中して疲れたので、気分転換をしようと考えてスマホを取り出します。

運転中には、ずっと情報収集モードが使われているので、休憩をとったらまとめモードが使われる番です。

ところが、スマホ画面を脳は見せられたので、引き続き情報収集モードが使われることになり、やじろべえは大きく情報収集モードに傾きます。そして、充分休憩をしたところで運転を再開。

本来ならば情報収集モードが使われるべき運転場面なのですが、休憩前の運転から休憩中まで情報収集モードを使い続けたので、その反動で強制的に脳の働きはまとめモードに切り替わります。

すると、目は周辺視になっています。脳内では、情報のまとめ作業が行なわれているのでぼんやり運転とは関係がないことを考えるともなしに考えています。そして、標識は目に入っているのですが、脳では標識の周辺を見ていてピントが合っていなくて、見落としてしまったのです。

これが、標識を見ていたのに事故が起こってしまった原因です。

これほど、目の運動は仕事に大きな影響を与えるということを知っておいてください。

「気分で休憩」よりも「脳のネットワークを切り替える」という思考の転換

当然のことですが、休憩をとったら、休憩前に比べて休憩後のほうが集中力が高まらなければなりません。

しかし、気分転換によって行動と脳のネットワークのミスマッチを生み出してしまえば、休憩の目的が達成されません。

確実な仕事を効率よく行なうには主観的な気分ではなく、客観的、科学的な休憩として、脳のネットワークの切り替えをするつもりで臨むことが大切です。

脳は、私たちの意識とは関係なく強制的にネットワークを切り替えるので、偶然そのタイミングが合ってうまくいくこともあれば合わないこともあります。

この**「偶然」に私たちの仕事の成果を委ねずに、脳のネットワークの選択に自ら働きかけることができるのが、目の動きを変えること**です。

私たちがこれほど仕事の生産性に関心を持ったり、仕事がはかどらないことで悩むことにはわけがあります。

とにかく、現代の生活では焦点視が使われ過ぎているのです。

テレビ、ＰＣ、スマホ、デジタル広告など、通勤や社内、自宅でも常に画面に囲まれています。そして、画面からは、私たちの目線が奪われやすいように研究された画像や映像が映し出されています。

それらの研究結果に反することなく、私たちは目を奪われて、画面を見て、焦点視による情報収集モードを使わされているのです。

これほどまでに焦点視に偏り過ぎる環境は、人間がいまだかつて経験したことがありません。

脳は、この異様な環境に適応するために、脳内にあふれた情報をまとめようと強制的に周辺視を挟み込みます。すると、会話をしているときに話の内容とは全く違う考えが頭を回って生返事をしたり、顔の表情やしぐさを見落としてしまい、相手の意図を汲《く》む非言語のコミュニケーションがとれなくなります。

焦点視も周辺視も、どちらが良い悪いということはありません。適切に切り替わらないことが問題なのです。

コミュニケーションも目が決めていた！

脳のネットワークが適切に切り替わらないと、どんな弊害があるのでしょうか。そのことを知るために、焦点視に偏り過ぎる自閉症と、周辺視に偏り過ぎる統合失調症の脳の働きを見てみましょう。

自閉症の人は、目の動きが焦点視に偏り過ぎる特徴を持っています。物を見たときにその詳細をとらえて正確に把握することに優れているのは、焦点視によって実行系ネットワークが使われているからです。反対の周辺視が使われにくいことによる弊害は、非言語のコミュニケーションがとりにくいことです。

周辺視は、いわゆる「空気を読む」「意図を汲む」働きを担っています。**情報収集モードで相手から発せられた言葉を受け取ったら、その言葉の意味するところをまとめモードでつかむ。**これではじめてコミュニケーションが成立します。

ところが、焦点視に偏り過ぎて情報収集モードのみでコミュニケーションをとることになるので、本当に「言葉の通り」に受け取るだけです。話した本人が意図していたニュアンスは伝わりません。

◉周辺視ばかり使っているとどうなるのか?

反対に、統合失調症の人は、周辺視に偏り過ぎてしまいます。私は、精神科に勤務していたときに、統合失調症の人によく見られる現象で、疑問に思っていたことがあります。それは、財布の小銭入れがパンパンになっていることです。最初は小銭を使うのがめんどうなのかと思っていましたが、これが目の動きに関係していたのです。

焦点視が使いにくいということは、脳内で物の形が把握しにくいということになります。私たちの目は、ある物を見ると、その物の境界線を行ったり来たりするように動きます(ちょうどロボット掃除機が部屋の壁に当たると戻るような動きをものすごいスピードで行ないます)。

素早く行ったり来たりして境界線の形が脳に届けられると、私たちはその物の形を把握することができます。統合失調症の人は、目が物の境界線を行ったり来たりする動きが少ないことが知られています。

境界線の情報が少ないと、物の形を正確に把握することができにくいのです。統合失調症の人はパッと見ただけでは小銭の大きさの判別がしにくいので、対処方法としてお札で支払いをしていた結果、おつりで小銭入れがパンパンになっていたのです。

焦点視が使いにくい反面、周辺視が使われ過ぎます。脳では、まとめモードが使われます。まとめモードは脳内の情報をまとめるために機能するのですが、脳内に新しい情報が入ってこないのにまとめ続けると、脳内の独自の世界がつくられていきます。

統合失調症の主症状として、幻覚（実際にはない物が見えたり、ない音が聞こえる）や妄想（事実ではないことに修正できないほどの確信を持つ）があります。

たとえば、幻聴として人の話し声が聞こえているとき、その人の脳内の聴覚野は活発になっています。その人の脳内では音声が聞こえていて、外の音よりも脳内でつくられた音声のほうがノイズがなくはるかにクリアです。

幻聴が聞こえているときに話しかけられると、話の途中でぎゃあぎゃあわめかれているように感じます。思わず「うるさい！」と怒鳴ってしまいそうになるのですが、他人から見ると「突然怒鳴り出す人」に見えてしまいます。

周辺視に偏り過ぎると、現実の世界で起こっていることが脳内の世界に負けてしまうのです。

目の使い方で社会のあり方が決まる

私たちは今、人間がかつて経験したことがないほど焦点視を使わせられています。

その先には、対面のコミュニケーションでお互いの意図を読み取れなくなっていくことが想像されます。

スマホ、PC画面を見続けることで、コミュニケーションの取り方がわからなくなる。その先にある未来の姿が、すでに垣間見《かいまみ》られています。

ネット上の仮想空間で、自己実現をしている自閉症の人々がいます。

こうした人たちは、コミュニケーションがとれないのではなく、対面で焦点視と周辺視を切り替えながらコミュニケーションをとることが苦手なだけです。

それならば、焦点視を中心とした新しいコミュニケーションの形を創造していけばよい、という考え方もあるわけです。

焦点視を使い過ぎることで対面のコミュニケーションがとりにくくなることと、対面のコミュニケーションがとりにくい人々が焦点視のみでコミュニケーションがとれる世界をつくっていくことは、同時進行で進んでいます。

また、現在はスマホという視覚を介した情報伝達が中心ですが、音声認識の技術が進み、聴覚を媒介にするサービスがアマゾンやグーグルによって提供されてきています。サービスの媒介が視覚から聴覚に変われば、焦点視を使い続けることからは解放され、あるいはもとの対面のコミュニケーションが中心の世の中に戻っていくかもしれません。

新しい技術の登場によって、私たちの生活は影響を受け、その都度振り回されてしまいますが、人間の目と脳の関係に変わりはありません。

自分の脳のパフォーマンスを上げるために、慌てず騒がず焦点視と周辺視のバランスを意図的につくっていきましょう。自分の体の機能ですから、しっかり理解し、自分でその使い方を選んでいくことが、今の私たちには求められているのです。

デジタルデトックスで脳の冴えをとり戻す！

焦点視に偏り過ぎるために、仕事の効率が下がる。これは、企業にとっては大きな問題です。そこで、企業内で取り組まれているのが、デジタルデトックス（情報遮断）です。

脳は特別な存在なのではなく、ただの内臓です。

脳を胃と同じ内臓だと思えば、食べれば食べるだけ能力が上がるなんていうことはありません。情報を食べた分だけ消化することが必要です。

脳に消化する時間を与えることは、間食を控えるようなことと同じです。

画面を見ない時間帯をつくることで、その間に脳内がまとめ作業ができたり、社員間のコミュニケーションによる、ひらめきを促進させようという取り組みです。

たとえば、メールをチェックするのは1日に2回だけと限定して、その時間帯にしっかり対応するなど、「時間帯」で制限するやり方と、その場所にはデジタル端末を持ち込まないという「場所」で制限するやり方があります。

あなたがもし、「忙しいな」「勉強しなければ、考えなければならないことがあるのに頭が働かない」と感じたら、焦点視の使い過ぎです。そんなときは、このデジタルデトックスを試してみましょう。

休日の午前中はデジタルデトックスにする、寝室には持ち込まないというように、時間か場所を限定してみましょう。

視覚は複雑で優れた感覚器官ですが、一度見てしまった情報を脳内で書き替えることができません。

スマホが置いてあるのが目に入れば、それを触らないようにすることはできないものなのです。ならば、スマホが目に入らないようにすれば大丈夫です。

まずは、スマホの定位置を決めてみましょう。使ったら元の場所に戻す。

こうしていると、自分がスマホのある場所に移動する時点で、スマホを使おうとしていることに気づく隙をつくることができます。これができたら、さらにスマホの置き場所をいつでも見える場所から普段は見えない場所に変えてみましょう。

スマホで時計や音楽プレイヤーやカメラを兼用している場合は、切り離せる機能は切り離して、時計は時計で、スマホはスマホ、と分ければ、なんとなく始まってしまうネットサーフィンを防ぐことができます。

Part 3 認知機能を高める

第7章 「競合の原理」を知れば〝行動力の高い自分〟をつくれる

〝心配事にとらわれない〟〝すぐやる〟ための秘策

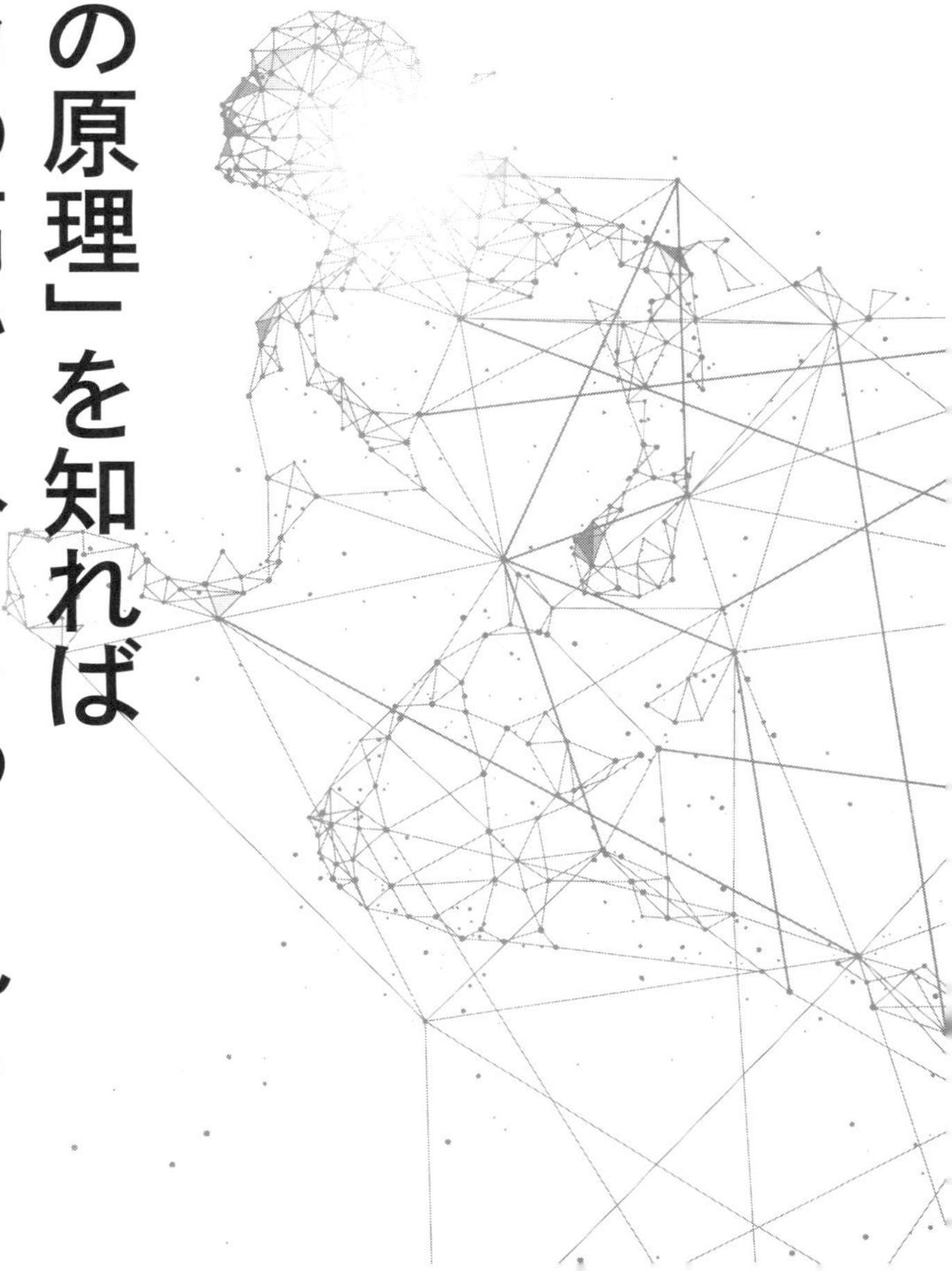

人は、運動中には悩まない

悩んでいる人を思い描くとき、その人はどんな姿をしていますか？

座って腕組みをしていたり、テーブルに頬杖《ほおづえ》をついている。ロダンの彫刻「考える人」を思い浮かべる人もいるかもしれません。走っている人を思い描くことはまずありません。「そんなの当たり前だ」と思うかもしれませんが、あらためて考えてみると、私たち人間は、走っているときに悩むことはないのでしょうか。

さらには、悩んでいるときに走ってしまえば、その悩みを消すことができるのでしょうか。

この疑問の解答には、脳の治療をする上で重要なある原理が関係しています。**それは「競合の原理」です。**

脳は、その部位によって担う能力が異なっているという話を聞いたことがあると思います。目で見た映像を解析するのは、脳の後ろの内側に位置する視覚野ですし、しゃべることは、右利きの人であれば９割の人が左側の横に位置する運動性言語野が担っています。このように、ある部位がある能力を担っているのですが、それだけでは脳が持つ特徴を知ることはできません。

たとえば、運動性言語野が損傷されれば言葉がしゃべれなくなります。しかし、このとき脳は、運動性言語野が働かなくなった分、別の部位を使ってなんとかしゃべることを代行しようとします。

脳は、自分の部門だけの仕事をして、担当ではない部門の問題は手伝わないという、いわゆる「お役所的」な働き方ではなく、目的を達成するためにお互いの仕事を補い合う柔軟な働き方をしているのです。

このようにお話しするととても先進的な組織で、常にみんなで協力し合って平和な感じがしますが、脳の中で行なわれていることの実態は、そうでもありません。

お互いに助け合うというよりは、常に仕事を奪い合っているのです。

結果的に高い能力が発揮された場合は、脳内の各部位がそれぞれ協力したことになりますが、脳の働きにトラブルが生じた場合は、各部位の仕事の争奪戦が繰り広げられています。お互いに競合関係で仕事をしている、脳の「競合の原理」です。

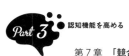

脳の"右"と"左"は仕事を奪い合っている!?

脳は、右と左に分かれているということはご存じだと思います。右脳と左脳の間には、それぞれをつなぐ脳梁《のうりょう》という橋が架けられています。

この橋を挟んで、常に右脳群と左脳群の仕事の争奪戦が行なわれているのです。

脳が、仕事の奪い合いをしている様子が、最もよく観察される現象があります。それは、半側空間無視という現象です。

半側空間無視とは、たとえば、脳の血管が破裂するなどの脳血管障害が起こると、視覚的には問題なくちゃんと見えているはずなのに、片方の空間をあたかも見えていないように無視してしまう現象です。

右の脳と左の脳が損傷される率が同じなら、右空間と左空間の無視も同じ率で起こるのですが、半側空間無視は、左側が無視されることが圧倒的に多いです。これに、競合の原理がよく表れています。

脳は、左脳が右の空間を、右脳が左の空間を把握しています。私たちが自覚している空間とは反対側の脳がその空間認識を担当しています。

右の脳は、イメージをする力など、空間を把握する能力に長けています。左脳が右半分の空間だけを把握しているのに対し、右脳は左半分だけでなく、右側まで把握しているのでほぼ両側の空間を把握しています。

左側の脳が損傷されると、左脳の勢力が弱くなって右脳に仕事が奪われます。すると、空間把握の仕事は右脳だけの独壇場《どくだんじょう》になります。

右脳は、左側だけでなく、右側の空間も担っているので、両側の空間が把握できて半側空間無視は起こりません。

一方で、右側の脳が損傷されると、左脳に仕事が奪われます。

左脳は、右側半分の空間しか把握していないので、右側半分への注意が強くなり過ぎてしまい、その結果、左半分を無視してしまう左半側空間無視が起こります。

これが、右と左の脳の働きが競合している現象です。私たちは、脳内で行なわれた**仕事の奪い合いの結果を「現実」だと認識しているの**です。

体の動きが健全なメンタルを保ってくれる

この競合の原理は、前後の脳でも見られます。これが運動中には悩まない脳の仕組みです。

脳は、耳のあたりの溝を境に、後ろを頭頂葉、前を前頭葉と呼びます。

後ろの頭頂葉は、見たり聞いたり触ったりした感覚が集まります。頭頂葉で受け取った情報は、途中、側頭葉という記憶を司る部位を通って、前の前頭葉に伝えられます。そして、前頭葉は過去の記憶に基づいて、その情報にはどんな意味があるのかを考える役割をしています。

前の脳は価値判断をする仕事、後ろの脳では現実的な感覚を受け取る仕事をしているのです。

それぞれが自分の仕事だけをするのではなく、前の脳と後ろの脳が仕事の取り合いをしているのです。

前の脳が後ろの脳の仕事まで奪った場合は、現実的な感覚よりも考え事で埋め尽くされます。

たとえば、結婚したい相手の実家にあいさつに行き、一緒に食事をする場面を想像してください。相手の両親の視線や言動が気になり「行儀が悪いと思われていないだろうか」「なんとか話題を続けなければ」と気が気ではないはずです。

「おいしいですね」などと言いつつも料理の味を全然覚えていない、ということが起こります。脳内で、現実感覚が考え事に奪われたという現象です。

反対に、後ろの脳が前の脳の仕事を奪った場合はというと、それが運動中です。

筋肉に負担がかかったり、息が上がってくるなど、体の変化が現実的な感覚として脳内に送られると、現実感覚で満たされて考え事が割り込む余地はありません。

運動だけではなく、慎重に作業をしていたり、料理や土いじりなど手で直接いろんなものに触れているときには、現実感覚が勝っています。

つまり、**私たちがぐるぐる悩まず健全なメンタルを保つためには、運動をはじめとした体の動きが必要なのです。**

「考えるより先に動く」ことで脳は機能する

うつ病の治療では、何もせずにゆっくり休む方法から、日常生活の動きを止めない方法に方向転換したとお話ししました。

これにも競合の原理が関係しています。

脳は、何もせずにいるとぐるぐる思考をし続けて、かえって症状が悪化してしまう内臓なのです。

だから、ぐるぐる悩むことが悪いのではなく、脳はそういう内臓なのだから、その内臓の取り扱い方にしたがってみようと考えればよいわけです。

脳のエネルギーは限られていて、脳は黙っていてもエネルギーを消費し続ける内臓です。

私たちは、毎日約2000カロリーの食事を摂取して、100Wの電球をつけっぱなしにしたときと同じ量のエネルギーを消費しています。

脳はそのうち20%を消費するのですが、私たちが意識的に生産活動をしているときの消費量はわずか5%以下。残りの約95%のエネルギーは、無意識の脳の働きで消費されています。

多くの人が、運動をしているときのほうが意外と疲れがとれて、何もせずに悩んでいたときのほうが疲れたという経験を持ちます。

現実感覚を失い、前頭葉の考え事に支配されていると、それだけでかなりのエネルギーを消費してしまい、ただただ疲れていくのです。

脳に現実感覚を届けるには、動くしかありません。

体を動かし脳に感覚を届ける。

そして、その感覚に基づいてもっと上手に動けるように動きを修正する。

この繰り返しはたとえるならば、摂取と排泄の循環のようなものです。水分を摂取し続けて排泄しなければ、体内にムダな水分がたまり続けます。

いかにも内臓に悪そうですが、スマホやテレビから情報を得ているだけで体を動かさない、これも脳という内臓にとって、摂取し続けて排泄しない悪い状況なのです。

何かを始めるときに、まずネットで下調べをしたらその情報で結局やめてしまったという話はよく耳にします。

たとえば、前から興味がある習い事で、英会話やクライミングジム、キャンプやスキーや乗馬など、実際にやった人の感想や大変だったこと、注意点などをネットで情報を調べていたらあまりよくない気がして、チャレンジをやめてしまった。そしてまた、ふとした瞬間にそれらの情報を見聞きして、実行していることを焦り、また調べるけれどその情報だけでやめてしまう。

もし、前情報がなければ現地に行ってやってみて、あっさりできたであろうことは案外多いはずです。

このとき脳は、現実感覚より考え事が打ち勝っています。

画面上の無味無臭で肌触りのない情報で脳内を満たせば、行動できず疲労するだけです。

はじめに動きありき。

考えるより先に動く。

こうすることで機能する内臓。それが脳です。

適切な行動を吟味する脳の仕組み

悩む前に動くことが、脳が悩まないために必要なことなのですが、反対に、やたらに動き過ぎてそれで困るということもあります。

これまでお話ししているように、人間の脳はバランスで成り立っています。**そのバランスを逸脱すれば、発揮できる能力は低下しますし、よい結果を得られなくなります。**

前の脳と後ろの脳、どちらかが働き過ぎると、どんなことが起こるのでしょうか。

まずは、前の脳について考えてみましょう。前頭葉が損傷されると、見たままに体が動いてしまいます。その行動が適切かどうか吟味する過程が飛ばされるのです。

どういうことか、もう少しわかりやすくご説明しましょう。あなたがカフェに行き、テーブル席に座ったとします。テーブルをはさんだ向かいの人が座っていて、その人の前には、おいしそうなキャラメルマキアートが入ったマグカップが置いてあります。

それを見たとき、あなたはどんな行動をとるでしょうか。キャラメルマキアートが魅力的でも、それは向かいの人の物なので、手を伸ばすことはないはずです。ところが、もしあなたの前頭葉が損傷されていたら、向かいの人のキャラメルマキアートを取って飲んでしまいます。

きっと、突然自分の飲み物を飲まれた人は、何が起こったのかわからず唖然《あぜん》とするでしょう。なんて節度がない人、常識が通用しない人だと、怒られてしまうこともあるかもしれません。

突然向かいの人のカップを取ってしまったあなたは、節度がない、常識が通用しない、というより、目から入った情報に合わせた運動をそのまま体に命令してしまったのです。カフェにいて、自分が座っているテーブル（向かいの人側ですが……）の上にキャラメルマキアートが置いてあったので手を伸ばしたのです。

前頭葉の役割は、過去の記憶からつくられた知識や常識によって、見た目の情報を吟味して、その場面に適切な動作を体に命令することです。

あなたは、自分の衝動的な行動を踏みとどまることが多いでしょう。

衝動的に叩《たた》こうとしたのを踏みとどまった、口から出そうになった罵詈雑言《ばりぞうごん》をすんでのところで飲み込んだという経験は、前頭葉が成し得たことなのです。

いつも冷静な人は「秒カウント」で動きに〝間〟を与える

前頭葉で吟味することなく、衝動的に動いてしまうことは、うまくコントロールしておかなければなりません。

衝動性は、カッとなって手が出てしまったり、衝動買いや窃盗癖など、社会生活が危ぶまれる事態を招いてしまうことすらあります。

当然、**衝動性をコントロールできなければ、仕事もうまくいきません。**相手の挑発や嫉妬《しっと》に乗って行動してしまえば、本来の目的を見失い、何も残らず、大きな責任を背負わされてしまうことになります。ビジネスでもスポーツでも、成功するためには衝動性のコントロールは必須の技術です。

前頭葉を損傷した人が、また社会生活に復帰するときに、自分の中の衝動性をコントロールする訓練をすることがあります。

◉衝動性を抑えられる人が成功する

どんなことをするかというと、家族など自分が大事にしていて現在の状況を心配している人の写真を持ち歩いてもらい、普段から目に焼き付けるように見てもらいます。そして、衝動的に手が出そうとか、感情の動きを察知したらこの写真を頭に浮かべてもらうのです。

カチンときたら家族の写真。

なんともローテクな感じですが、これで衝動的な行動を踏みとどまれるようになることが多いのです。

衝動性は、その名の通り、間がない行動です。

ということは、「間」をつくってしまえば衝動性を抑えることができるのです。

同じように衝動的になりそうなときに秒をカウントしたり、目線を外すとか腕組みをするなど、隙間になんらかの行為を入れることでも対応できます。

思わず買ってしまいそうな、深夜のテレビショッピングで試してみましょう。

ドーパミン依存から抜け出すと満足感が増す

衝動性と似た仕組みを持つのが依存症です。

アルコールやドラッグをはじめ、パチンコや買い物やスマホ、些細な例では眠る前に食べるアイスやチョコレートなど、やめたいのになぜかやめられないこと全般に、依存症のメカニズムが関係しています。

依存症のメカニズムの骨幹を担うのが、ドーパミンという神経伝達物質です。**ドーパミンは、期待感をつくりますが、決して満足感はつくりません。**期待にあおられて行動し続けても、その先に満足することは待っていないのです。

ドーパミンを鎮めるには、ドーパミンが苦手とする状況をつくればよいのです。それは「共有」です。

考えてみると、依存的にやめられなくなることは、人に内緒にしていることが多いものです。自分だけしか知らないという状況は、ドーパミンの好物。反対に、他人と共有すると、シューッとドーパミンはしぼんでいくのです。

ゲームにハマる子供とのやりとりを例にしてみましょう。

たとえば、子供に「いいかげんゲームをやめなさい！」とゲームの内容を知りもせず声をかける。すると、子供はゲームをやり続けます。

このときの子供の脳は、ドーパミンによってゲームに過剰に注意が向いているので、親の声はそれを妨げるただの騒音です。ところが、ゲームの内容について子供と一緒に話すと、子供の脳に変化が起こります。

ゲームの話をすると、必然的に親の反応にも注意が向くのです。ゲームの内容を別のことにたとえたり、簡略化するなど工夫してわかりやすく説明しようとします。これでゲーム一点に集中していた注意が解かれて分散します。

ゲームについて一緒に話すことで、ドーパミンの報酬と注意機能を分散して使わせる。そして親が「へーおもしろいね」と反応しようものなら、子供の脳ではそれが報酬になり強化される。そして、親の表情やセリフへの注意が高まります。

これで、ゲームへの過剰注意は弱まるのです。

「いいかげんゲームをやめなさい！」と声をかけるより、「どこまでクリアした？」と声をかけられるほうが、注意は分散され、ゲームを切り上げることができます。

私たちが、ドーパミンから自分をとり戻すひとつの方法は、内緒にせず、人に話してみることです。

「○○がやめられないんだよねー」と話すのではありません。

注意を向けている対象物を、他人にわかりやすいように話します。

そのお菓子がどれだけおいしいか、SNSの情報がどれだけすごいか、家でだらだらするときにどれだけいい気分になるのかを話すのです。これは、ネット上やラインでのやりとりではダメです。相手の表情や声の調子、場の雰囲気など他に注意が分散される状況が必要です。

話す相手が多いほど、あなたの脳は冷めていき、自分をとり戻すことができます。

どうしてもやめられないことは、人に話すのも抵抗があって難しいと思います。この「抵抗がある」のは、あなたの気持ちや性格ではなく、ドーパミンの産物です。

いきなり抵抗があることをカミングアウトするのではなく、まずは普段ならあまり人に話さない自分のことを話してみることから始めてみましょう。

共有するタイミングが早いほど、ドーパミンから脱却しやすいのです。

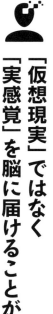

「仮想現実」ではなく「実感覚」を脳に届けることが重要

今度は、後ろの脳が損傷された場合です。これも先ほどと同じように考えてみましょう。

同じくカフェに行き、あなたのキャラメルマキアートがテーブルに置いてあるとします。

先ほどのように、他人のマグカップに手を伸ばしてしまうことはありません。前頭葉には問題がないので、あなたは常識に基づいていつも通りカフェにいる場面にふさわしい行動をとることができます。ところが、あなたはマグカップを取ろうとすると、ここで体の動きが止まります。

「えっ？　マグカップって、どうやってつかむの？」

マグカップのつかみ方がわからず、手の平でマグカップの口をふさいだりカップの横に手を逆さまにして置くなど、不可解な動きをしてしまいます。手にケガをしたわけでもないのに、どうやってみてもマグカップをつかむことができません。他人が見たら「ふざけてるの？」と思われてしまうかもしれません。

目で見た情報が届けられる頭頂葉が損傷されると、**脳の中で見た物の像をうまく再現することができなくなります。**

マグカップという物が脳内で再現できないと、それをつかむための動作を検索することができなくなってしまうのです。

頭頂葉の役割は、現実に起こったことを脳内で再現することです。脳内で再現されてはじめて、あなたの脳に他人と共有できる「現実」がつくられます。

頭頂葉がしっかり働いている限り、あなたは紛れもない現実世界にいます。

しかし、損傷されると、あなたの脳内で足りない情報が無理やり補填《ほてん》された仮想現実がつくられてしまいます。仮想現実の情報からは現実に見合った動きが導き出せないので、あなたは動かなくなってしまいます。損傷した例は極端ですが、同じことが私たちの脳内でも起こります。触れて嗅《か》いで動かしてと、実感覚を得ることをせずにいると、あなたの脳はあなただけの仮想現実に支配されていくのです。

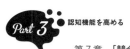

「○○みたいな感じ」という〝ひとり言〟がイメージと現実のギャップを埋める

考え事をしているときには、何も手につかない。

ということは、反対に体を使って得た実感覚に意識が高く向けられれば、考え事をねじ伏せることができるわけです。

そこで、脳内に実感覚をしっかり刻むようにしていきましょう。そのためには、**体で感じたことを言葉にするクセをつくっていきます。**

脳を治療するときに言葉を利用することがあります。

私たちは、言葉はコミュニケーションのための道具だと思っていますが、脳にとって言葉の役割は少し違います。

脳にとって言葉とは、外の世界に働きかける運動であり、同時に脳内の記憶にアクセスするコードの役割をしています。

この場合の言葉は3種類に分かれます。

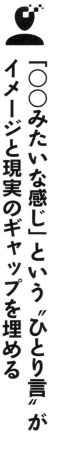

1つ目は、主観的言語です。

ムカついたとか、うれしかったという、感情を言葉にしたものです。

2つ目は、客観的言語です。

報告・連絡・相談という感じで、感情を挟まず事実のみを述べる言葉です。

そして、**重要なのが3つ目の経験的言語**です。

経験的言語とは、自分の体に起こったことを表現するものです。

たとえば、歩けなくなった患者さんの歩行訓練をしているときに、「つらい」「頑張ろう」という主観的言語や、「足を高く上げて」「体の軸をまっすぐに」という客観的言語を使っても、なかなか歩行はうまくなりません。

なぜなら、患者さんの脳内で描かれている歩行と、現実の歩行があまりにもかけ離れているからです。

主観的言語も客観的言語も、脳内のイメージと現実をすりあわせることに役立ちません。

ここで、経験的言語が使われます。

患者さんに、「歩いてみてどんな感じだった?」と問うと、「ずぶずぶ足が埋まる砂

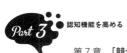

浜を歩いているようだった」などと話してくれます。

そうしたら次は、「深い砂浜を歩いている感じで歩いてみましょう」と話すと、先ほどよりもうまく体が動かせます。

体に起こった感覚をこれまでの感覚にたとえたり、似ている感覚で表現すると、脳内のイメージと現実のギャップが埋まるのです。同じようなことを子供にスポーツや自転車で教えると体験できます。主観的言語や客観的言語を使っていると、子供はふてくされてやる気がなくなってしまいます。「どんな感じだった？」「どんなふうにやってみる？」と経験的言語を使わせてあげると、見違えるようにうまくなるはずです。

私たちが考え過ぎて動けないときは、この経験的言語が不足しています。

日常的に、「〇〇みたいな感じだった」など、体に起こったことを言葉にします。

会話でも、相手の行動の善し悪しを判断せず、「どんな感じだった？」と聞くことをクセづけてみましょう。

経験的言語は、自分自身で発しても、相手から聞いても、脳内のイメージと現実のギャップを埋める役割をします。

これができれば、前頭葉の憶測による根も葉もない考え事は、自然に鎮められるのです。

「体が動く言葉の使い方」をマスターするのは簡単！

あなたは、やるべきことをやっていなかったことに気づいたとき、「あーこれ、やるんだった」「これもやらなきゃ」とつぶやいていませんか。

あなたが「やらなきゃ」とつぶやいたら、脳は「やらなきゃ」というコードを頼りに、脳内から次に命令する行動を検索します。ところが見つかりません。「やらなきゃいけないけれど、結局どうするのか」がわからないからです。

具体的な行動が検索できなければ、脳は体に命令することができません。当然、体は動きません。あなたも「やらなきゃ」という言葉を使った後に、すんなり行動できたことはほとんどなかったのではないでしょうか。

これは、意志の強さの問題や、やるべきことを先延ばしする性格などとは関係ありません。ただ、**脳が次の行動を検索できない言葉を使ってしまっている**だけなのです。

「やらなきゃ」という言葉を使うことは、脳に次に何をすればいいかわからなくさせて、結果的に行動しないように仕向けたことになってしまいます。わざわざ言葉を使って脳を混乱させているのです。**「たかが言葉を使っただけじゃないか」と思われるかもしれませんが、そのくらい簡単に脳の働きは変わってしまいます。**

ということは、あなたが悩み事から抜け出すには、リアルな世界が勝てる言葉を使えばいいのです。「やらなきゃ」の反対の言葉は「やる」。

やるべきことでやっていなかったことに気づいたら、「○○する」「○○をやる」と口に出してみましょう。すると、驚くほどすんなり体は動き、そのことをやり終えることができます。

あなたが「やる」という言葉を使ったとき、脳内では実際にそれを実行したときの記憶が検索されます。具体的な言葉が使われたので記憶は見つかり、動作が体に命令されます。これなら、憶測や悩みが割り込む隙はありません。

本書をここまで読んできたあなたにはこれができるはずです。これまで自分の脳や体の機能を「自分」から切り離して上手に活用する姿勢をつくってきたからです。

脳を魔法の杖のように特別扱いせず、だまそうなどと見くびりもせず、対等な立場で臨むことができれば、どんな問題もシンプルに解決していくことができます。

Part 3 認知機能を高める

第8章
「動作の記憶」で脳をバージョンアップする

適応力と応用力は社会人の「最強スキル」

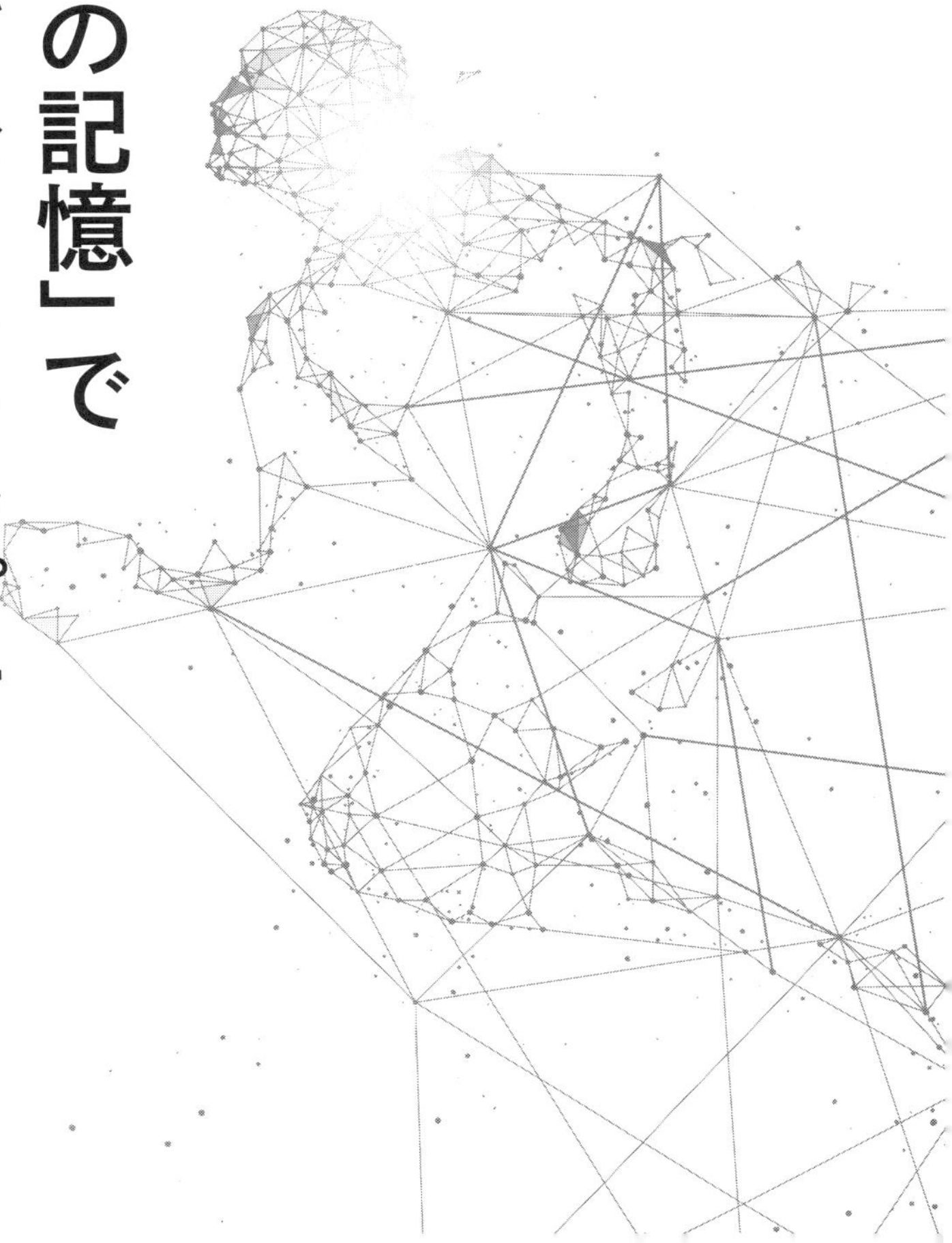

「適応力」と「応用力」をつける脳の使い方

どんな状況でもテキパキ動ける人は、どんな脳をしているのでしょうか。

たとえば、接待や冠婚葬祭のときなど、非日常の場面でもおどおどすることなく立ち振る舞える人を見ると、「この人は頭がいいな」と感じます。

脳を鍛える目的は、記憶力や集中力を高めることだけではなく、場面に対する適応力や応用力を持つことにもあります。

さまざまな場面に適応できるためには、やはり経験がものを言う、ということはありそうです。

脳の立場から「経験が豊富」という意味を考えると、場面ごとにどのように体を動かしたのかという記憶が豊富に保存されているということになります。

私たちの脳には、体の動きの辞書のような機能があります。

動きを保存しておき、それが必要になったときに取り出す仕組みです。

あなたの目の前にマグカップが置いてあるとします。そのマグカップをつかもうとしてみてください。

あなたが目の前のマグカップに手を伸ばすとき、手はすでにマグカップを取る形になっているはずです。

これは、マグカップを見て、その形に合わせてどのようにつかもうかと脳が動作を組み立てたのではなく、「マグカップをつかむ手」という動作が保存されていて、それが呼び出されています。

日常の動作をすべて一から組み立てていたら、脳はとても負担がかかってしまいます。脳は、使えるエネルギーが限られているので、そのエネルギーを節約するために、一連の動作を記憶して「名前をつけて保存」して、そのファイルを開くだけで体に命令できるようにしているのです。

この動作の記憶が上手に保存できれば、適応力や応用力を身につけることができます。

確かに経験を積むことは大切ですが、少ない経験でも、そこから得られる要素を有効に保存することができれば、脳をどんどん成長させることができるのです。

「動作の辞書」は脳のどこにある？

実は、脳の損傷によって動作の記憶が失われてしまうことがあります。

たとえば、湯沸かしポットと急須《きゅうす》と湯呑《ゆのみ》とお茶の葉が置いてあり、「お茶を入れてください」と言われたら、あなたは何も考えずとも、お茶を入れることができると思います。

これは、「お茶を入れる」という一連の動作が、脳内に保存されているからです。

私たちの日常生活は、このような一連の動作の組み合わせで成り立っているのですが、脳の損傷でその記憶が呼び出せなくなると、道具それぞれの持ち方、使い方はわかっても、「お茶を入れる」ことができなくなってしまいます。

このような現象は、観念失行《かんねんしっこう》と呼ばれます。

脳のある部位が損傷されると、こういった現象が起こることから、どうやら私たちの**脳には、日常生活で培った一連の動作の記憶が保存されている**と考えられるようになりました。

この観念失行という現象では、「湯吞をポットの注ぎ口のところへ持っていってポットのボタンを押してお湯を入れて」と説明すれば難なくその動作ができるのですが、「お茶を入れて」という大雑把な説明をされると動くことができなくなってしまいます。

これと同じような場面を、仕事で経験することがあります。「資料をつくっておいて」と言われただけで適切な資料がつくれる人もいれば、どこに何を書いてどんなデータを掲載し、何枚くらいで仕上げるのかを具体的に指示しなければつくれない人もいます。

どちらもパソコンの操作はできるのですが、ひとつ上の概念である「資料をつくる」という一連の動作がどのように記憶されているかによって、その作業を遂行する能力に大きく差がついてしまうのです。

どんな場面でもしなやかに応じるには、一つひとつの動作の組み合わせを一連の動作として有効に保存することが必要なのです。

頭がいい人は〝チャンク〟で脳の容量を増やしている

そこで、私たちがどんな場面でもテキパキ動けるように、脳が一連の動作を保存する仕組みをうまく利用しましょう。

動作を保存するとき、その記憶のかたまりはチャンクと呼ばれます。

一連の動作を思い出すときに、その動作に関わる脳の神経が同時に働きます。この神経グループがチャンクであり、チャンクを使うと、脳の限られた容量を有効に活用することができます。

私たちの脳には、記憶できる容量制限があります。その容量は、7±2です。

記憶能力を測る神経心理学の検査に「数唱」というものがあります。この検査では、検査者が無意味な数字を読み上げていき、その数字を復唱してもらいます。

たとえば、検査者が「4835」と読み上げると、被験者は「4835」と答えるというものです。

正解すると一桁増えて同じことを繰り返していき、答えられなくなった前の桁数が、その人の記憶容量ということになります。

これが大抵７桁で、５桁から９桁までばらつきがあるので記憶容量は７±２とされているのです。

私たちの脳は、７桁程度の数字を記憶するのが限界なのですが、12桁ある携帯電話の番号を覚えることはできています。

この、容量を超える桁数を記憶するときに使われているのが、チャンクです。

０９０を記憶するのに３桁の容量を使わずに、「携帯番号は最初が０９０」というかたまりで覚えることで、１桁の容量で済ませることができるのです。

私たちの脳が持つ記憶容量は誰もがみんな同じなのですが、うまくチャンクがつくれる人ほど、多くの桁数が覚えられます。

これが記憶力の差です。**記憶力が高い人は、脳の容量が多いのではなく、チャンクのつくり方がうまいのです。**

体の動きを記憶するときにも、このチャンクが使われています。動きの記憶は、脳の中で３階層になっています。

右手でコップを取る動作を例にすると、「右腕を伸ばす」という手の動きは運動前野が担当します。これだけでは、この動作は意味をなしません。今度は「右手でコップを取る」という動作でくくってみます。

すると、その右手でコップを取るまでの一連の動きがチャンクとしてまとめられます。右腕を伸ばす、右手を広げる、コップの右側に手を近づける、右手の指を曲げてコップをつかむなどの動作がチャンクとしてひとまとめになります。

「右手でコップを取る」という運動のチャンクは、ブローカ野後部やブロードマン44野が担っています。

そして、チャンクがさらにたくさん集まって一連の行動をつくるチャンクをスーパーチャンクと言います。

この場合「飲み物を飲む」という一連の行動がスーパーチャンクです。これは、ブローカ野前部やブロードマン45野という部位が担当しています。

数字の桁数と同じように、動作でもチャンクとスーパーチャンクをうまくつくれば、どんな場面でもテキパキ行動することができるのです。

めんどくさいがなくなる「体が勝手に動く」命令法

チャンクのうまいつくり方を知るために、ここでひとつ実験をしてみましょう。

あなたは、夕食後に流しにたまった皿を洗うのがめんどうだと思ったことはありませんか？

このめんどうな皿洗いを、チャンクを使ってあっさり終えられるようにしてみましょう。夕食の場面を想像してみてください。あなたの「夕食」という行動は、どこが区切りでしょうか。食事を終えたときですか？　皿を流しに運ぶまでですか？　それとも、洗い物が終わったところですか？

この行動の区切りがチャンクです。もし、あなたの脳内の「夕食」という行動の記憶が、食事を終えたときや流しに皿を置いたところで区切られてチャンクになっていたら、あなたは皿を洗うのを「めんどくさい」と感じます。

なぜなら、皿を食後に洗うために、また新たに脳内から体の動きを検索して探し出し、命令しなければならないからです。脳にとって、動作の記憶を検索するのは結構負担が大きい作業なのです。

これを解決するために、チャンクをつくり直してみましょう。夕食を終えたら、自分が使った食器を流しに持っていき、お皿を1枚だけ洗って拭いて食器棚にしまってください。ここまでをチャンクとして保存します。お皿を全部洗う必要はありません。1枚だけです。

ただし、その1枚は、最後まで片づけてください。1枚片づけたら「やれやれ」とどっかりソファに座って休んでください。テレビを見るなどリラックスして、「さてと」と腰を上げると「めんどくさい」という気持ちは起こらず皿洗いを再開できるはずです。もしかしたら、1枚だけ洗うつもりがそのまま台所を片づけてしまうかもしれません。

チャンクがつくり変えられたことで、あなたの脳は、次にどんな行動をするのかあらかじめ予測することができました。

あらためて「皿洗い」の動作を検索する必要がなくなったので、エネルギーは節約できて、すんなり体に命令することができたのです。

「ちょっとだけ手をつける」「連続させたところで切る」が行動力を高める

このチャンクのつくり替えは、さまざまな場面で実行していただいています。

たとえば、企業の働き方改革研修で、仕事が先延ばしになってしまうことへの対策として、チャンクを使います。

プレゼンテーションの資料を作成しているとします。必要なデータをネットや書物で調べて一通り調べられたところで一段落。ここを作業の区切りにすると、いざ作成の作業に入るのが「めんどくさく」なります。

そこで、チャンクをつくり直してもらいます。一通り調べ終わった後でプレゼンテーションの仮タイトルと大まかにどこにどのデータを入れるかだけ書き入れて一段落。ここを区切りにすると、脳は次の作業が予測できているので、すんなり資料作成を再開できます。

たとえば、市民マラソンやツーリングイベントに参加したとして、大きな休憩所でどっかり休んでしまうと、そこからまた続きを走るのがつらいものです。

そこで、休憩所で適当に補給して少し走ったところで休憩すると、休憩後に走り出しやすくなります。

このように、チャンクを変えることは、さまざまな場面で応用できます。

なかなか始められないことがあったら、ちょっとだけ手をつけて作業を連続させたところで区切る。

仕事以外に勉強をしたいと思っているのになかなか手がつけられなければ、帰宅したらまず机に座ってちょっとだけ手をつけてから休んでみましょう。

英語学習なら英文一文を書くだけ。資格試験なら一問解答するだけ。

これでいいのです。最初から集中して勉強しようとか、全部片づけてしまおうとは思わずに、脳にチャンクを残すつもりで臨んでみましょう。

あなたが頑張ろうとするのではなく、あなたの脳が次に命令しやすいようにしてあげるという姿勢が大切です。

さあ、習慣を自らつくり直そう

脳は、限られたエネルギーを節約するために、自動的にチャンクをつくります。それが望ましい行動であっても望ましくない行動であっても、です。

生活習慣がよい例です。

帰宅して電気をつけてテレビをつけて荷物を置く。ここまででチャンクがつくられていると、特に観たい番組があるわけでもないのに、知らないうちにテレビがついています。

テレビを観ていてずるずる時間が経ってしまうのをやめたいと思っていても、チャンクによって自動的に体が動かされてしまうのです。

チャンクをつくり直すことは、生活習慣を自らつくり直すことです。

そこに、**気合いや強い意志は必要ありません。**

あくまでも、脳に動作の記憶をつくるだけです。

私の職業であるリハビリテーションは、本来、リ（再び）ハビリテーション（習慣をつくる）という意味です。

本書では、運動というテーマから、人間のさまざまな機能を使って脳の働きを高める方法を見てきました。

これらは、今日だけ、今だけという瞬間的なものではなく、自らの習慣として普通に生活しているだけで能力が高められるものです。

これらリハビリテーションの技術をフル活用して、毎日の生活をより充実させていきましょう。

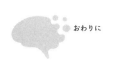

おわりに

運動で生きている実感をとり戻す

「毎日たくさんの人たちとの関係性の中で忙しくしていると、時々、自分が存在している価値がわからなくなります。

スーッと周りの景色が遠のいていくような感じがして、自分はいてもいなくても何も変わらないのではないか、と感じるのです」

外来でこんな話を聞くと、社会の中で生きることの孤独感や、自分の存在が肯定できない心理状態のつらさを考えてしまいます。

ですが私の役割は、こういった考えに同調することではありません。私の役目は、いったんつらい気持ちから離れて、脳の仕組みという違ったところからその現象をとらえ直してみることです。

私たちは、「今、自分が存在する世界を間違いなく把握できている」と思っていますが、科学的にとらえ直してみると、これがそうでもありません。私たちの脳は、見えている通りの世界を、私たちに見せているわけではないのです。

たとえば、顔を動かさずに目だけを左右に動かしてみてください。特に何も起こりませんよね。

目を動かしたわけですから、その目が網膜《もうまく》でとらえた物も一緒に動くはずではないでしょうか？　それなのに、いくら目を動かしても見えている物は止まっています。

反対の条件として、実験で目を動かす筋肉に麻酔をして動かなくさせるとどうなるでしょうか。すると今度は、目を動かそうとすると、目は動いていないのに物が動いて見えることが明らかにされています。

なぜ、このようなギャップが起こるのでしょうか。

実は、目を動かしたときに物が動いて見えないのは、脳が、目を動かしたら動いて見えるだろう物の情報をキャンセルしているからです。私たちは、脳があらかじめ用意した画像を見ているのです。

脳は、私たちが実際に物を見る前から、見た後の映像を予測して用意しています。

これを明らかにした実験をご紹介します。

被験者に画面の左端を見ていてもらい、サインを出したら画面の右端を見るように指示します。サインを出す直前に、画面中央に光の点を出します。そのときの脳の活動を記録したのです。

普通に考えれば、目を動かす前は光の点は自分から右側に見え、目を動かした後は、光の点は自分から左側に見えるはずです。ところが、脳の活動では、目を動かす前から光の点が自分から左側に、つまり目を動かした後に見えるはずの位置に見えたように対応する働きが確認されたのです。

このことは、脳があらかじめ「目を動かしたらきっとこんな感じに見えるだろうな」という映像を準備していて、私たちはその映像を見て、それを現実だと認識していることを示しています。このような現象は、聴覚や触覚でも確認されています。

世の中が便利になるほど、私たちは動かなくてもよくなります。その分、脳内が用意する現実が、たとえ実際のそれとは異なっていたとしても、体を動かした結果得られる情報によって修正される機会はなくなっていきます。

実在感や充実感のなさに悩む背景には、「脳がつくる現実」と「体が感じるはずの現実」のギャップが埋められていない状況があります。

そんな世の中を生きる私たちがやるべきことは、体を動かし、脳が予測した現実と本当に起こっていることとのギャップを埋めることです。

運動の役割は、単なる健康管理だけではなくなっています。運動で、生きている実感をとり戻し、これこそが、自分が動いて勝ちとった現実だと堂々と言える毎日を送っていきましょう。

菅原洋平

プロデュース	森下裕士
装丁	中西啓一（panix）
本文デザイン＋ＤＴＰ	佐藤千恵
校正	広瀬泉
編集	内田克弥（ワニブックス）

頭がいい人は脳を「運動」で鍛えている

著者　菅原洋平

2017年12月31日　初版発行

発行者　横内正昭
編集人　青柳有紀

発行所　株式会社ワニブックス
〒150-8482
東京都渋谷区恵比寿4-4-9　えびす大黒ビル
電話　03-5449-2711（代表）
　　　03-5449-2716（編集部）
ワニブックスHP　http://www.wani.co.jp/
WANI BOOKOUT　http://www.wanibookout.com/

印刷所　株式会社光邦
製本所　ナショナル製本

定価はカバーに表示してあります。

ISBN978-4-8470-9645-7